早期胃肠癌探秘

——百姓必备的知识

主 编 李兆申 游苏宁

上海科学技术出版社

图书在版编目（CIP）数据

早期胃肠癌探秘 ：百姓必备的知识 / 李兆申，游苏宁主编. -- 上海 ：上海科学技术出版社，2021.1（2021.9重印）
ISBN 978-7-5478-5098-5

Ⅰ. ①早… Ⅱ. ①李… ②游… Ⅲ. ①胃癌－防治－通俗读物②结肠癌－防治－通俗读物 Ⅳ. ①R735.2-49
②R735.3-49

中国版本图书馆CIP数据核字(2020)第185602号

早期胃肠癌探秘
——百姓必备的知识
主编/李兆申　游苏宁

上海世纪出版(集团)有限公司
上海科学技术出版社 出版、发行
(上海钦州南路 71 号　邮政编码 200235　www.sstp.cn)

苏州工业园区美柯乐制版印务有限责任公司 印刷

开本 889×1194　1/32　印张 8.75
字数：250 千字
2021 年 1 月第 1 版　2021 年 9 月第 2 次印刷
ISBN 978-7-5478-5098-5/R·2191
定价：58.00 元

内容提要

　　全书分为食管癌、胃癌、结直肠癌和解密胃肠镜检查 4 章，前 3 章围绕消化道癌发生和发展过程、危险人群及其预防、早期诊断和早期治疗，第四章围绕胃肠镜检查前、检查中和检查后的注意事项，以简练易读的语言、生动形象的配图，就公众最关心的 137 个实际问题进行阐释和解答。此外，本书提供了 14 个学术水平高、技术操作规范、内容通俗易懂的视频录像，以动态、直观的方式精心解读胃肠癌防治理念，呈现胃肠镜检查的全过程。

　　本书由中国工程院院士李兆申教授和原中华医学会杂志社社长游苏宁教授领衔编写，参编者都是消化病学领域资深专家和临床一线骨干医师，力求打造一本权威、新颖、实用的消化道癌防治科普书，以飨读者。

编者名单

主　编　李兆申　游苏宁

副主编　金震东　杜奕奇　王洛伟　柏　愚

编　者（按汉语拼音排序）

常　欣　方　军　冯拥璞　傅增军　高　野

郭洪雷　郭继尧　贺子轩　姜梦妮　蒋　熙

李玉琼　刘　杰　刘　晓　刘　雨　马佳怡

孟茜茜　潘　骏　彭鸿翔　彭立嗣　钱阳阳

茹　楠　宋英晓　苏晓菊　孙力祺　田　波

王润东　王树玲　王天骄　王域玲　吴佳艺

夏　季　夏　天　杨　帆　姚　瑶　曾彦博

张　苟　张平平　赵九龙　赵胜兵　周显祝

朱惠云

秘　书　高　野　赵胜兵　贺子轩　孙枫原

前言

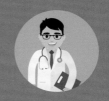

目前，癌症已经成为严重威胁中国人群健康的顽疾。最新的统计数据显示：恶性肿瘤死亡人数约占我国居民全部死亡人数的24%，且每年所致的医疗花费超过2 200亿。习主席指出"没有全民健康，就没有全面小康。"医改政策的频繁出台，彰显出国家对人民健康的高度重视。随着人口老龄化趋势的发展，癌症的防控形势日趋严峻。如何有效预防和早期诊治癌症，降低癌症的发病率和死亡率，是我们必须面对的现实问题。

最新研究证明，早诊早治是国际公认对抗癌症最有效的手段，很多发达国家已经从中获益。但对人体健康贡献最大的举措依然是通过普及医学知识以提高个人的健康意识，让老百姓成为自己健康的第一责任人，这才是解决问题的最佳方案。由于对消化道早癌的筛查能获得较高的成本效益比，我们提出的"发现一例早癌，挽救一个病人，幸福一个家庭"策略，尤其适合当下的国情。

身为国家消化系疾病临床研究中心，向广大群众普及医学知识，提高国民的健康素质，尤其对消化系统肿瘤进行科学、准确、有针对性的科普是我们义不容辞的责任。李克强总理在《2019年政府工作报告》中提出：我国受癌症困扰的家庭数以千万计，要实施癌症防治行动，进行预防筛查、早诊早治和科研攻关，着力缓解民生痛点，将全民早癌筛查项目提上日程。为以实际行动落实总理的指示精神，我们依据国际上最新的科研成果，广邀热心科普的海军军医大学附属长海医院消化领域精英，凝心聚力地为大众进行早期胃肠癌的科普，旨在通过本书的出版彰显我们从军为民、殚精竭虑呵护大众健

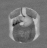

康的科普情怀。

作为中国胃肠研究领域的领军团队，我们尤其擅长消化系统的内镜技术创新与普及，始终对消化道早癌的筛查情有独钟。本书的内容是我们多年临床经验的结晶，在此采用通俗易懂的语言和大众喜闻乐见的方式进行全方位的科普。本书的前三章主要介绍了食管癌、胃癌及结直肠癌等消化系统最常见的肿瘤，对每一种癌分别从基本概况、易患人群、临床表现、治疗手段、如何早期诊断、是否能彻底治愈以及如何有效预防等方面，以深入浅出的方式进行了详细叙述。不仅如此，还对老百姓不甚了解和心怀畏惧的胃肠镜检查的全部过程进行了科学解密。为了适应融媒体时代的大众需求，我们独辟蹊径地提供了 14 个学术水平高、技术操作规范、内容通俗易懂的视频录像，以动态直观的方式精心解读胃肠道检查的全过程。

在本书付梓之际，我们由衷感谢全体为本书的出版付出心血的同道。大家在日常繁忙的临床工作之余，牺牲自己宝贵的休闲和度假时光，通过勠力同心的不懈努力，呈现给普罗大众这样一部科普精品。尽管本书的编著者中高手云集，但拘于时间和精力所限，书中白璧微瑕之处一定在所难免，恳请广大读者不吝指教，以便再版时得以改正。

李兆申　游苏宁

2020 年 8 月

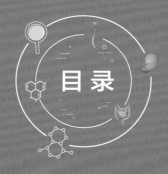

目录

第一章 食管癌

食管癌是什么

哪些人易患食管癌？能否预防

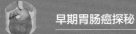

第二章　胃　癌

胃癌是什么

哪些人易患胃癌？能否预防

胃癌有哪些表现？能否早期诊断

胃癌的治疗方法有哪些？早期能否彻底治愈

第三章　结直肠癌

结直肠癌是怎样发生的

哪些人易患结直肠癌？能否预防

结直肠癌能否实现早期诊断

结直肠癌治疗方法有哪些？早期能否彻底治愈

第四章　解密胃肠镜检查

解密胃镜检查

解密肠镜检查

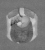
视频目录

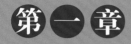

第一章

食 管 癌

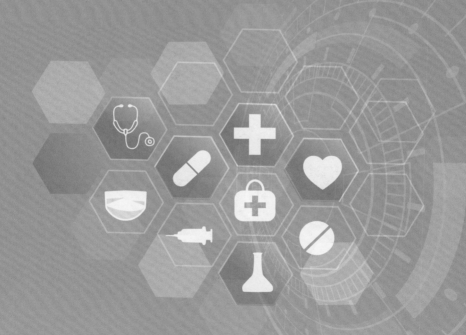

食管癌是什么

❶ 食管不仅仅是一条管道

食管，顾名思义，是"输送食物的管道"。但如果仅仅把食管看成一条管道，那可就太小瞧它的作用了。这条管道连接咽部和胃，不仅能将口腔中咀嚼完成的食物输送至胃进行储存和消化，同时也防止胃内的食物和水反流入食管。下面我们仔细介绍一下食管的结构和功能。

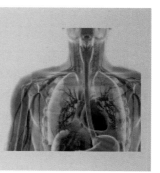

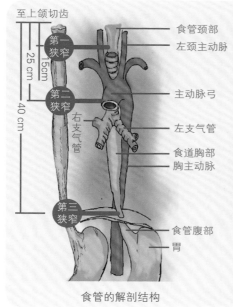

食管的解剖结构

食管长约25～30 cm，自颈部起始，途径胸部，最后在上腹部与胃的贲门相融合。食管并不是像我们常见的管子一样又圆又直，而是存在3处狭窄的地方：第1处狭窄在颈部食管起始之处，也就是与咽部连接的地方，距离中切牙（门牙）大约15 cm；第2处狭窄在胸部，是受左侧支气管的挤压而形成，距离中切牙大约25 cm；人体的胸腔和腹腔由膈肌分隔而开，食管的第3处狭窄就是在胸腔与腹腔交界处，也就是食管穿过膈肌的地方，是受膈肌的挤压而形成，距离中切牙大约 40 cm。在急诊室中，我们经常看到有患者因为鱼刺、枣核和鸡骨头等异物卡在食管而急得不可开交，这些异物最容易卡在我们上面说的 3 个狭窄之处。同时，这 3 个狭窄之处也是食管癌的好发部位。

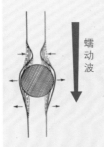

食管的生理功能

输送食物是食管的首要功能。食管不仅在咽部和胃之间充当一座桥梁，而且能依靠自身蠕动主动地将食物和水从咽部推向胃部。食团进入食管后，食团下面的食管平滑肌会自行舒张，为食团的到来预留出空间，食团上面的食管平滑肌则会自行收缩，像是在驱赶着食团前进。正是在食管不同位置舒张、收缩的协调配合下，我们吞咽的食物和水才能一路顺畅地从咽部走到胃。如果食管不能根据食团的到来协调地收缩、舒张，则会导致食管动力障碍性疾病，进而导致吞咽困难。由于食管癌或食管瘢痕形成等导致食管局部狭窄，也可以损害食管输送食物的功能，导致吞咽困难。

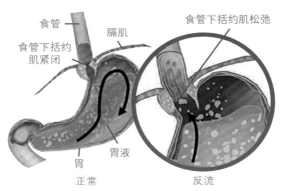

食管的生理功能

食管向胃部输送食物之路是一条"单行道"，防止胃内食物反流是食管的另一个重要功能。在不进食的情况下，食管下段与胃交界区的平滑肌持续收缩，形成一个"高压带"，医学上称为食管下段括约肌。食管下段括约肌关闭了食管和胃之间的"大门"，有效地防止了酸性胃内容物反流入食管，当咽下的食团快要从食管进入胃时，食管下段括约肌才短暂地开放。如果食管下段括约肌平时不能正常收缩，就会导致胃食管交界处的高压带消失，酸性的胃内容物长期反流入食管会对食管黏膜造成损伤，导致反流性食管炎、巴雷特食管等，并可能增加食管腺癌的患病风险。

　　因此，食管不仅是口腔和胃之间输送食物的管道，而且能够协调地推动食物进入胃，并有效防止胃内容物反流。我们每日能正常地进食，离不开健康的食管发挥功能。

（高　野）

❷ 食管癌是怎么发生的？鳞癌与腺癌有何区别

　　在食管疾病中，最让人担心和惧怕的非食管癌莫属。食管癌是指发生于食管的恶性肿瘤，癌的生长没有任何边界、不受任何限制，像螃蟹一样横行霸道，任意繁殖扩散，无论坚硬的骨骼，还是坚韧的筋膜，都可以被这个"螃蟹"侵犯破坏。现代医学飞速发展，但仍然对大部分进展期癌无可奈何，广大百姓仍然"谈癌色变"。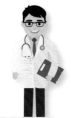

　　食管的管壁由内向外可以分为黏膜层、黏膜下层、肌层和外膜 4 层，而黏膜层由内向外又可以分为上皮层、固有层和黏膜肌层 3 层，其中上皮层与固有层的分界在医学上称为基底膜。食管癌是由食管壁最内层的上皮层细胞癌变而导致的。正常上皮在局部炎症反应或致癌因子的刺激下可能发生良性增生，反复良性增生可能导致部分正常上皮细胞"叛变"，成为具有癌变可能的"恶性细胞"。"恶性细胞"在早期局限在"上皮层"内部，没有突破基底膜，这个阶段称为异型增生或上皮内瘤变；如果"恶性细胞"继续生长蔓延突破基底膜，即发生癌变。这就是正常上皮组织在致癌因子的作用下由良性增生转变为异型增生，再由异型增生进展为癌的过程。

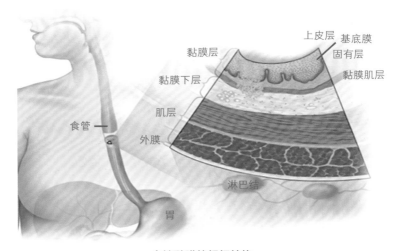

食管黏膜的组织结构

正常食管的上皮层细胞在显微镜下形态类似于鳞片，在医学上称为"鳞状上皮"，起源于食管鳞状上皮的癌即为食管鳞癌。鳞癌是我国食管癌最主要的病理类型（占 90% 以上），尤其高发于河南、山西、河北南部、福建沿海地区等，可能与年龄增长、吸烟、饮酒、热烫饮食习惯、吃剩饭和腌制食物习惯等因素有关。

胃的上皮形态与食管不同，是更适应胃内酸性环境的腺上皮。上一节我们讲到，如果食管下段括约肌功能不足，酸性的胃内容物会反流入食管，对食管上皮造成损伤。长此以往，食管下段与胃交界处的上皮便由鳞状上皮转化为与胃内上皮类似的腺上皮，以更适应酸性环境，这种病理改变在医学上称为"巴雷特食管"。在胃酸或其他致癌因子的进一步刺激下，"巴雷特食管"的腺上皮可能会发生良性增生、异型增生和癌变，这就是食管腺癌的发病过程。食管腺癌是西方国家食管癌的主要类型，其发病主要与年龄增长、肥胖、胃食管反流等因素相关。我国随着经济社会的发展和饮食习惯的部分西方化，巴雷特食管和食管腺癌的发病率亦有一定增高趋势。

> 由此可见，无论食管鳞癌还是腺癌，都不是在一朝一夕发生的，而是正常的食管上皮在致癌因子的长期刺激下逐步进展而来的。因此，改变不良生活和饮食习惯，可以避免部分食管癌的发生；高危人群定期做胃镜检查，可以在癌前阶段和早期阶段发现食管癌。

（高　野）

❸ 为什么我国食管癌高发

食管癌的发病率和类型在不同地区具有显著的差异。从全球来看，东亚地区和东非地区食管癌发病率最高，且病理类型主要为鳞癌；欧洲和美洲地区食管癌发病率相对较低，而病理类型主要为腺癌。我国是食管癌发病率和死亡率最高的国家之一，食管癌癌情严峻，给国民健康带来了沉重负担。2018年流行病学数据显示，我国食管癌发病率（13.9/10 万）和死亡率（12.7/10 万）在恶性肿瘤中分别居第 5 位和第 4 位，全球食管癌有一半以上发生在我国，每年因食管癌死亡的患者中，约有一半是中国人。

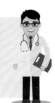

大量流行病学研究表明，食管癌的发生是先天遗传和后天环境多种因素共同作用的结果。那么究竟为何食管癌如此"青睐"我国？目前认为主要有以下几方面原因。

（1）种族和遗传

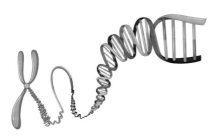

染色体和遗传物质

不同种族人群食管癌易感性有较大差异。食管癌在中国、日本、印度尼西亚等黄色人种当中发病率较高，而北美、欧洲、大洋洲等地的高加索人种（白色人种）则发病率较低，但移民至当地的亚裔人群食管癌发病率依旧较高。此外，食管癌具有比较明显的遗传倾向和家庭聚集现象，如父母患食管癌，子女发病风险则显著上升，高发地区连续三代或三代以上出现食管癌患者的家庭屡见不鲜。高发区的居民移居到低发区后，食管癌仍然保持相对高发，可高于当地居民5～8倍。由此可见，种族和遗传因素对食管癌的发生起着重要的作用，而黄种人和高发地区居民存在易患食管癌的遗传背景。

（2）热烫饮食

与其他国家的人相比，国人更喜欢"趁热喝""趁热吃"，殊不知食管癌会专门盯着喜欢"趁热"的人。消化道黏膜的温度大概在37 ℃左右，而食管黏膜能耐受的最高温度是50～60 ℃。我们经常食用的火锅底汤可达120 ℃，刚沏好的热茶温度可高达90 ℃，刚煮好的饺子、面条高达80 ℃。饮食过热会造成食管慢性灼伤、黏膜上皮细胞受到持续反复的刺激，容易

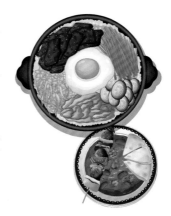

发生增生和异型增生，而这正是诱发食管癌的重要因素。世界卫生组织已经将 65 ℃以上的热饮明确列入了致癌物行列，我国许多食管癌高发地区，如河南、福建沿海地区等，都有喝热茶的习惯。

（3）吸烟饮酒

吸烟和饮酒可导致多种癌症风险增加，食管癌也不例外。烟草中的有害成分和酒精均可对食管黏膜上皮造成刺激，长此以往，导致增生、异型增生和癌变。

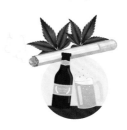

（4）长期食用含致癌物质的食物

腌制食品，如咸菜、咸鱼、腌肉、虾酱等亚硝酸盐含量较新鲜

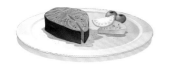

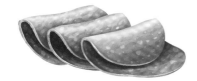

食材更高，亚硝酸盐的体内代谢产物亚硝胺是一种强致癌物质。经研究人员检测，在太行山南段的河南、河北、山西三省交界地区的粮食和饮水中，亚硝胺类化合物含量显著增高，并且与当地食管癌和食管上皮重度异型增生的患病率成正比。这提示，日常饮食中摄入较多致癌物质是我们国家食管癌高发区形成的原因之一。

（高　野）

❹ 我国哪些地区食管癌高发

我国不同地区食管癌发病率差异很大，高发区与周边的相对低发区形成鲜明对比，这是我国食管癌流行病学最大的特点。

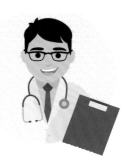

2014年全国32个肿瘤登记中心收集汇总资料发现，包含河南、河北、山西、山东泰山、山东济宁、山东菏泽、安徽北部、江苏苏北等地的太行山脉一带是我国范围最广的食管癌高发地区，其形成的原因可能包括种族和遗传、热烫饮食、吸烟饮酒、长期食用含致癌物质的食物等，上一节已展开具体阐释；其他散在的高发地区包括四川南充、四川盐亭、广东汕头、福建沿海地区、新疆伊犁、江苏扬中和甘肃武威等，这些高发区的成因可能与中原移民或当地喝烫茶等不良生活习惯相关。我国食管癌发病率最高的地区为河北省磁县，发病率是我国平均水平的6～7倍，超出全球平均水平10倍，食管癌是当地居民中最常见的恶性肿瘤，发病率其次的是江苏省扬中市和山西省阳城县。食管癌死亡率最高的是扬中市，其次为磁县和阳城县。

高发区的居民移居到低发区后，食管癌仍然保持相对高发，可高于当地居民5～8倍，因此长期居住或祖籍在上述食管癌高发地区的居民必须绷紧这根弦，重视食管癌的预防和早诊早治，远离可能导致食管癌的不良生活习惯，并积极地进行食管癌筛查。

（高　野）

❺ 食管黏膜不典型增生一定会变成食管癌吗

什么是食管癌？顾名思义，发生在食管上皮的恶性肿瘤就叫食管癌。目前普遍认为食管癌的发生是一个多因素相互作用的复杂过程，在环境及遗传等多种因素的刺激下，食管上皮细胞发生异型增生（过去称为不典型增生），经历正常黏膜—癌前病变—食管癌三个阶段，最终进展为食管癌。癌前病变是指可以发展为癌的一种病理变化，专业的名称叫做上皮内瘤变或异型增生，低级别上皮内瘤变相当于轻、中度异型增生（不典型增生），高级别上皮内瘤变则相当于重度异型增生（不典型增生）及原位癌。通过前几节的介绍我们已经了解，食管癌病理类型可以分为鳞癌和腺癌，食管鳞状上皮异型增生与鳞状细胞癌发生密切相关，属鳞癌的癌前病变，而巴雷特食管相关异型增生则是腺癌的癌前病变。

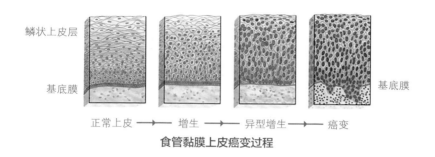

鳞状上皮层

基底膜　　　　　　　　　　　　　　　　　　　　　　　基底膜

正常上皮 ⟶ 增生 ⟶ 异型增生 ⟶ 癌变

食管黏膜上皮癌变过程

河南林州是我国食管癌发病率最高的地区之一，我国学者对河南林州地区做胃镜筛查发现的食管异型增生患者进行了平均 13 年的随访。结果显示，正常食管鳞状上皮，鳞状上皮轻、中、重度异型增生癌变率分别为 8%、24%、50% 和 74%，轻度、中度、重度异型增生者食管癌发病风险均明显增加，但重度异型增生者癌变风险明显高于轻、中度异型增生者。因此，在临床上我们对轻、中度异型增生和重度异型增生的处理原则也有所区别。

轻度异型增生或中度异型增生虽然被医生称为"癌前病变"，但并不一定都会癌变，有一半以上的此类病变甚至可能自行恢复成正常黏膜。但患者仍然不能掉以轻心，而是要遵照医生的建议开展规律的复查随访。轻度异型增生者建议 1～3 年复查胃镜，中度异型增生者建议每年复查胃镜。需要指出的是，内镜下活检只是在病灶中夹取很小一粒组织送去病理科在显微镜下观察，其他没有夹取的地方是不是可能有更严重的病变？我们不能完全排除这样的可能性。因此，有时会出现内镜、病理表现不符合的情况，即病理结果提示为轻、中度异型增生，但做内镜的医生根据内镜下表现判断有可能存在更高级别的病变。此时，要在更短时间内（3～6个月）复查胃镜，并再次进行活检。

如果病灶为重度异型增生，那么它已经走到了距离癌变只有"一步之遥"的地方。重度异型增生有很大可能性进展为癌，自行恢复正常的可能性很小。因此，我们对待重度异型增生的态度与早期食管癌相同，应该采取积极的治疗方式。首先，应在3～6个月内行胃镜精查，联合超声内镜检查判断病变浸润深度。必要时行胸部增强CT检查，排除淋巴结转移及远处转移可能。确诊高级别上皮内瘤变，并已排除淋巴结及远处转移者，可行内镜下微创治疗，将病变整块切除，实现早期根治。

（郭继尧）

❻ 食管白斑、食管乳头状瘤会变成食管癌吗

经常有患者拿着胃镜报告咨询什么是"食管白斑"？食管为什么会出现白斑？正常食管上皮由没有角化的复层鳞状上皮细胞组成，什么又叫角化呢？如果在显微镜下鳞状上皮细胞没有了细胞核，就称作角化，比如皮肤的表皮就是角化上皮，有非常重要的屏障功能。牛的食管上皮也为角化上皮，因为牛吃草，很粗糙，所以需要有抗机械摩擦的角化上皮；但人类进食很精细，所以我们食管的上皮由没有角化的鳞状上皮细胞构成，显微镜下看上皮细胞保留着细胞核。

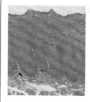

表层未角化扁平细胞
（梭型）

棘细胞层细胞
（多边形）

基底区域细胞
（立方形、矮柱状）

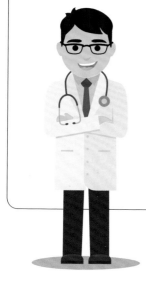

当食管黏膜由于某些原因发生角化，出现类似皮肤表皮的角化层，在胃镜下看就会出现白色斑块状变化，称为"白斑"，也叫做食管角化症。此种白斑可发生在身体各处黏膜，以口腔和外阴部黏膜最为多见，食管白斑可作为黏膜白斑病的一个局部表现或者是仅限于食管的疾病。目前，发生这种变化的原因不明，推测可能是由于某种炎症引起的黏膜损伤修复过程中出现的类上皮化生。绝大多数的食管白斑并不会引起不适症状，癌变率也比较低。所以食管黏膜白斑一般不需特殊治疗，但应祛除病因，包括戒除烟酒、酸辣、热烫饮食等嗜好。对经久不愈，甚至病变扩大者，可在内镜下行局部切除或电灼治疗。

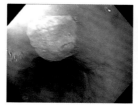

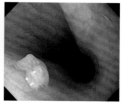

食管白斑　　　　　　　　食管乳头状瘤

食管乳头状瘤是起源于食管鳞状上皮的一种良性肿瘤，大部分为单个，多发及广泛密集分布者少见。食管乳头状瘤可生长在食管任何部位，甚至整个食管，体积通常较小，直径在 0.2 ～ 0.8 cm。较大病灶尤其巨大乳头状瘤很少见。食管乳头状瘤大部分为白色或灰白色的息肉样隆起，也可呈半球形、扁平形或其他形状。表面多光滑，质地柔软，弹性好。食管乳头状瘤形态上的共同特点为食管鳞状上皮增生，呈直径不一的乳头状突起，中央为纤维血管组成的中心轴。

食管黏膜的慢性刺激是食管乳头状瘤的病因之一。另一个被广泛认可的病因是人乳头瘤病毒（HPV）感染，但因在一部分食管乳头状瘤中未检测到HPV，HPV感染是否与食管乳头状瘤有关尚有争议。食管乳头状瘤发病过程隐匿，大部分患者没有症状，即使有症状也缺乏特征性，如吞咽困难、胸骨后不适等。

关于食管乳头状瘤是否会恶变，一直存在争议。大多数研究表明，食管乳头状瘤是一种良性食管病变。但是，有报道称食管乳头状瘤可进展为鳞癌，相关癌症的患病率1.3%。目前首选内镜下切除。内镜下切除病灶的方法有很多种，高频电切术是目前较为普及的一种，近年来还有氩气、微波、激光等方法。

（郭继尧）

❼ 何谓食管胃黏膜异位症

食管胃黏膜异位症是指胃黏膜出现于食管上段，且可引起临床症状的一种疾病。正常的食管黏膜为鳞状上皮所覆盖，在胃食管结合部与胃黏膜的柱状上皮相连，而食管胃黏膜异位症就是在食管的鳞状上皮中出现了一小块柱状上皮，就好像在一望无际的草坪上有一小块地方突兀地种了花。胃黏膜异位可以发生在消化道的多个位置，如舌、十二指肠、回肠以及直肠等，由于这些异位的胃黏膜能分泌胃酸和某些胃肠激素，所以其具有发生溃疡、出血、狭窄等并发症的可能。国外报道其发病率为 5%～11%，国内发病率明显低于国外，为 0.1%～1%。食管胃黏膜异位症常发生于颈段食管，常发生在食管入口处的下方，故又被称为"食管入口斑"。

食管胃黏膜异位症的发生机制尚不完全清楚，多数认为与胚胎发育异常有关。也有人认为，食管胃黏膜异位症的形成与后天食管黏膜损伤有关，如创伤、反流、感染等因素损伤了食管的鳞状上皮，异位的胃黏膜继发性增生以修复损伤，从而表现为食管黏膜异位症。绝大多数患者临床无症状或症状轻微。少部分患者可出现胸骨后烧灼感或疼痛、吞咽困难或吞咽痛、咽部异物感，极少部分患者可有食管外症状，如声音嘶哑和咳嗽等，类似胃食管反流病的症状。症状的发生与异位的胃黏膜内的壁细胞分泌胃酸有关，面积大的食管胃黏膜异位症更易引起症状，可能与面积大的食管胃黏膜异位所含壁细胞较多，泌酸更多所致。严重者甚至可并发溃疡、穿孔、出血、狭窄、气管食管瘘而出现相应的症状。

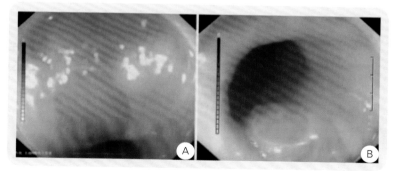

食管胃黏膜异位症内镜图片

由于食管胃黏膜异位症转化为肿瘤的可能性小，对无症状患者通常不需要特殊处理。对有吞咽疼痛、胸骨后疼痛等反流症状的，可以采用 H₂ 受体拮抗剂、质子泵抑制剂（PPI）等抑酸治疗，可显著改善症状。对有食管狭窄、食管环和食管蹼等形成者可以内镜下行扩张治疗。对伴有异型增生、黏膜内癌变者可根据情况行电凝和黏膜切除等治疗，但由于病变位置较高，内镜操作存在一定难度，需要熟练的内镜医师进行治疗。对侵犯黏膜层以下者可考虑外科手术切除。

（郭继尧）

❽ 何谓早期食管癌？为什么要早期诊断食管癌

食管是连接咽喉部与胃的中空性管道，进食后，食物和液体会快速通过这条管道进入胃，所以饮食习惯对食管有着一定的影响。食管由内向外可分为黏膜层、黏膜下层、肌层和外膜。食管癌都是起源于黏膜层，继而向四周生长，而局限于黏膜内或黏膜下的肿瘤就是我们通常说的早期食管癌。临床上又可以根据病变在黏膜层的深度进行详细的分期。

早期食管癌和癌前病变阶段的患者一般没有典型症状，可在吞咽时有胸骨后不适、针刺样或牵拉样轻微疼痛，尤其以进食粗糙、过热或刺激性食物时显著；食物通过缓慢并有停滞的感觉或轻度哽咽感。上述症状时轻时重，持续时间长短不一，甚至可以无症状。

食管鳞状上皮不典型增生是食管癌的重要癌前病变，从不典型增生发展到癌变一般需要几年甚至十几年的时间。正因为如此，一些食管癌是可以早期发现并可以完全治愈的。对于吞咽不畅或有异物感的患者应尽早地进行胃镜检查，高危人群即使无症状也应该进行胃镜筛查，以便发现早期食管癌或癌前病变。随着内镜技术和早诊理念的普及，食管癌的早期诊断率不断提高。早期发现食管癌，可以行内镜下微创技术进行治疗。内镜治疗早期食管癌技术日益成熟，其可以获得与传统外科手术同样的治疗效果。

更重要的是，与传统外科手术相比，这种微创手术的优点更多，微创手术操作相对简单，手术时间较外科手术明显缩短，手术费用明显减少，风险相对较小，可以明显缩短住院时间，并且术后恢复明显

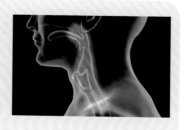

加快术后48小时就可以开始进食，并且手术没有改变食管大体解剖结构，能够明显提高患者术后生活质量。早期发现食管癌并及时至医院进行诊治，切除病变，不仅可以明显减少患者远处转移风险，并且能够避免开胸大手术，减少不必要的创伤。早期食管癌及癌前病变，内镜微创切除术后5年生存率可达95%。而中晚期食管癌患者生存质量低，预后差，经手术、放疗和化疗后总体5年生存率仍不足30%。可见早期诊断、早期治疗是降低其死亡率，提高患者生存质量的关键措施。

（郭继尧）

参考文献

［1］中华医学会消化内镜学分会消化系早癌内镜诊断与治疗协作组，中华医学会消化病学分会消化道肿瘤协作组，中华医学会消化病学分会消化病理学组．中国早期食管鳞状细胞癌及癌前病变筛查与诊治共识（2015年·北京）［J］．中华消化内镜，2016，33（1）：3-18.

［2］国家消化系统疾病临床医学研究中心，中华医学会消化内镜学分会，中国医师协会消化医师分会．中国巴雷特食管及其早期腺癌筛查与诊治共识（2017，万宁）［J］．中华内科杂志，2017，56（9）：701-711.

［3］中华医学会消化内镜学分会，中国抗癌协会肿瘤内镜专业委员会．中国早期食管癌筛查及内镜诊治专家共识意见精简版（2014年，北京）

［J］. 中华消化杂志, 2015, 35（5）: 294-299.

［4］ 赫捷, 陈万清. 食管［M］// 赫捷, 陈万清. 2014 中国肿瘤登记年报. 北京: 清华大学出版社, 2017: 48-51.

［5］ Lu YF, Liu ZC, Li ZH, et al. Esophageal/gastric cancer screening in high-risk populations in Henan Province, China［J］. Asian Pac J Cancer Prev, 2014, 15（3）: 1419-1422.

［6］ Wang GQ, Abnet CC, Shen Q, et al. Histological precursors of oesophageal squamous cell carcinoma: results from a 13 year prospective follow up study in a high risk population［J］. Gut, 2005, 54（2）: 187-192.

［7］ 朱林林, 董培雯, 粟兴, 等. 食管黏膜低级别上皮内瘤变内镜特点及病理转归分析［J］. 四川大学学报（医学版）, 2018, 49（6）: 849-853.

［8］ Wong MW, Bair MJ, Shih SC, et al. Using typical endoscopic features to diagnose esophageal squamous papilloma［J］. World J Gastroenterol, 2016, 22（7）: 2349-2356.

［9］ Mahajan R, Kurien RT, Joseph AJ, et al. Squamous papilloma of esophagus［J］. Indian J Gastroenterol, 2016, 35（2）: 151.

［10］ d'Huart MC, Chevaux JB, Bressenot AM, et al. Prevalence of esophageal squamous papilloma（ESP）and associated cancer in northeastern France［J］. Endosc Int Open, 2015, 3（2）: E101-106.

［11］ von Rahden BH, Stein HJ, Becker K, et al. Heterotopic gastric mucosa of the esophagus: literature-review and proposal of a clinicopathologic classification［J］. Am J Gastroenterol, 2004, 99（3）: 543-551.

［12］ Baudet JS, Alarcón-Fernández O, Sánchez Del Río A, et al. Heterotopic gastric mucosa: a significant clinical entity［J］. Scand J Gastroenterol, 2006, 41（12）: 1398-1404.

［13］ Ciocirlan M, Lapalus MG, Hervieu V, et al. Endoscopic mucosal resection for squamous premalignant and early malignant lesions of the esophagus［J］. Endoscopy, 2007, 39（1）: 24-29.

［14］ Merkow RP, Bilimoria KY, Keswani RN, et al. Treatment trends, risk of lymph node metastasis, and outcomes for localized esophageal cancer［J］. J Natl Cancer Inst, 2014, 106（7）.

哪些人易患食管癌？能否预防

9 喜欢吃热饭、喝热汤、喝功夫茶的人容易得食管癌吗

寒冬腊月天，最应景的莫过于一顿热气腾腾的火锅；在外奔波劳累，回家后刚出锅的饺子也妥妥地让人心满意足，耳边还常常萦绕这么一句话：趁热吃，凉了就不好吃了。但"趁热吃"，真的对健康有益吗？

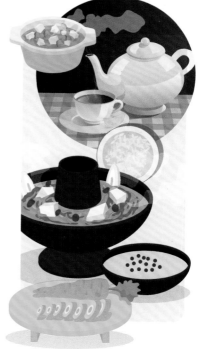

传统的饮食观念中，热汤、热茶都因其出众的"驱寒"功效而被发扬光大。然而当我们听到国际癌症研究机构已经把超过 65 ℃的热饮列入 2A 类致癌物名单时，恐怕就没有这么乐观淡定了。当然，这些话很容易被大家误解成热饭、热饮致癌这样耸人听闻的论调，因此了解高温饮食如何对我们消化道黏膜造成损伤和促进癌变非常重要。

首先，我们口腔及食管覆盖着娇嫩的黏膜，表面温度多在 37 ℃左右，过高的进食温度（> 65 ℃）直接导致食管黏膜灼伤，发生破损、溃烂、出血等，由于食管黏膜表面血液循环非常丰富，损伤组织及时脱落，新鲜黏

膜组织增生替代，修复如初。但对长期喜吃烫食、喝热饮的人来说，食管黏膜在高温饮食持续不断"蹂躏"下，反复进行一边损伤、一边修复的过程。持续反复的损伤刺激让正常的上皮细胞出现"叛变"，产生大量形态、功能异常的"叛乱分子"——异型细胞。如果这种慢性损伤未能及时控制，这些"叛乱分子"就进一步为非作歹，直至食管癌变。

同时，由于食管上皮对热刺激反应相对迟钝，增厚的黏膜进一步降低了对温度的感受能力，很多食管癌患者早期感受不到明显症状，直至癌肿增大，患者感到吞咽困难或有异物感后才来就诊。此时患者病情往往已经进入晚期阶段，丧失了早期诊疗的机会，抱憾终生。

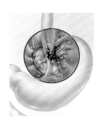 过烫饮食可以导致食管上皮损伤，明确增加食管癌的患病风险。所以，每当我们遇到热茶、热水、烧烤、火锅时，还是提醒大家莫贪口欲之快，心里想一想，吃前凉一凉，喝前吹一吹，小口嚼一嚼，这样大家才能最终离食管癌远一点，离健康近一些。

（田　波）

⑩ 长期反酸、嗳气者容易得食管癌吗

几乎每个人都尝过反酸水、打嗝的滋味，不好受但也不受自己控制，但由于多是偶尔犯犯，好的也快，对生活没多大影响的情况下大家也不会去深究。然而，当这些不舒服一犯再犯，长期困扰大家正常生活时，大量担心疑虑便随之而来，其中最流行的一句内心独白便是：我不会得癌了吧？

担心确实是有一定道理的，考虑到担心多来源于不了解，因此明白反酸、嗳气究竟咋回事便非常必要。反酸，顾名思义是指酸味的东西反流上来，那究竟反流的啥？反流到哪里？为啥会反流呢？说起来也简单，反流的啥？胃内容物，多是含胃酸的消化液和正被消化的食物。反流到了哪里？一路向上，从胃经食管反流达口腔咽喉部，也可以简单理解成从肚子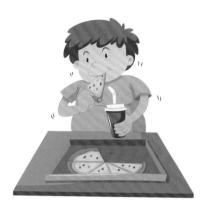里反流到了嘴里。为什么会反流？主要是由于胃和食管连接处"看门"的肌肉（食管下段括约肌）因为多种原因松弛了。正常情况下，吃下的食物先从食管进入胃里，之间跨过一个叫贲门的"大门"，之后看门的食管下段括约肌收缩，随即关门，食物便进一步从胃里消化完后进入肠道，这是正确的消化路线。但当因为多种原因，看门的食管下段括约肌松弛"罢工"时，门就关不紧了，食物便从胃里逆向反流上来，火辣辣的酸水就冒了出来。这种情况，我们通常称之为胃食管反流病，而嗳气的发病基础和反酸差不多，只不过反上来的是气体，也是胃食管反流病的相关症状。

知道了反酸、嗳气是怎么一回事，它的危害就比较好理解了。反酸的过程堪比我们大扫除时用"消毒液"刷洗各种桌椅地面，大量的胃十二指肠反流物会持续性刺激食管黏膜，里面的胃酸、消化酶等就像消毒液一样对我们的食管黏膜发起攻击，导致黏液保护层破坏、损伤上皮细胞和黏膜等。食管上皮的再生能力帮助黏膜的修复，但当患者出现长期持续的反酸、嗳气时，胃酸对食管黏膜的损伤作用超过其修复能力，从而引起食管糜烂、溃疡、出血等。

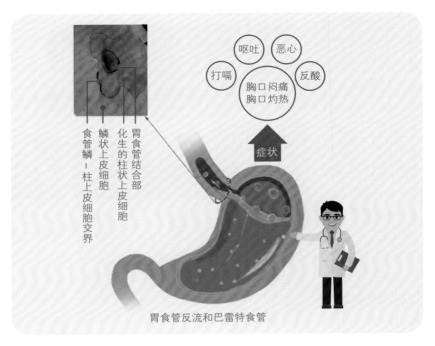

胃食管反流和巴雷特食管

　　正如前面一个问题所讲的，反复的黏膜损伤、修复还使异型细胞的出现概率大大增加，例如长期持续的刺激导致巴雷特食管，这是指一种食管下段的鳞状上皮细胞被柱状上皮细胞替代的病理变化，就像根正苗红的鳞状上皮细胞没有经得住考验，变成了作恶多端的异型柱状细胞，覆盖在食管下段的内表面，最终导致食管腺癌的发病风险大大增加。

　　长期的反酸、嗳气是胃食管反流病的典型表现，造成食管黏膜长期慢性损伤，甚至导致巴雷特食管，从而增加食管腺癌的发病风险。因此，对于长期反酸、嗳气的患者，应该服用抑酸药物对反酸进行控制，并且定期进行胃镜检查，在早期阶段发现病变。

（田　波）

⓫ 吸烟、饮酒与食管癌有关系吗

在我国的文化里，香烟美酒常是民间饭局、人情往来的标配：亲朋师友见面后的烟云缭绕、红白喜事上的推杯换盏、"抽一根儿、喝两口儿"此起彼伏。作为日常人际交往的硬通货，烟酒文化在我国长盛不衰。然而，对比拥抱烟酒时的热情似火，人们却把其潜在的致癌作用冷漠地抛诸脑后。吸烟在提神助兴时，是如何让人慢慢形容枯槁？美酒让人红光满面，却又怎样让人日后悔不当初？是时候撕掉香烟和美酒富有"亲和力"的面具，了解一下它们损害人体健康的真相了！

世界卫生组织 194 个成员中的 180 个已经签约加入《烟草控制框架公约》，覆盖全球 90% 以上的人口，吸烟何以得到如此特殊的"关照"？全因其自身杀伤力出众！在吸烟过程中，释放的苯并芘、亚硝胺类、多环芳烃类等都有明确的致癌作用，这些臭名昭著的致癌杀手被大量摄入人体，其主要作案手段包括损伤 DNA 分子、诱导基因突变、导致染色体畸变等。长期持续的损害促使细胞增殖凋亡紊乱，导致细胞"该活的没好好活，该死的没好好死"的恶性生物学行为产生，而这一系列"暴行"进一步促进了消化道癌这样的"黑恶势力"发展壮大。

作为一名"黑恶势力"的典型代表，食管鳞癌在接受了香烟的"友情赞助"下，在破坏人类健康战场上肆虐成性。在吸烟人群中，食管鳞癌患病率较不吸烟者高 5 ~ 10 倍以上，而且开始吸烟的年龄越小、烟龄越长，食管鳞癌的发生时间越早、生存期越短，而戒烟则可明显降低食管鳞癌发生率。

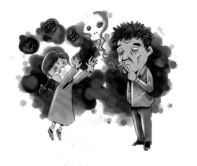

吸烟不但导致主动吸烟者自身患癌风险明显升高，对被动吸烟者的危害更加有过之而无不及。被动吸烟者吸入的烟雾中具有强致癌作用的苯并芘、亚硝胺的含量远超主动吸烟者，这无疑大大增加了被动吸烟人群的患癌风险；同时吸烟导致的基因损伤、产生的遗传毒性也会被传递到下一代，一个小家习惯了烟云缭绕，燃烧的是整个家庭的健康和希望；整个民族习惯了吞云吐雾，"东亚病夫"的名号势必会再次甚嚣尘上。禁烟防癌，已是刻不容缓！

烟酒不分家，作为沆瀣一气的老伙伴，酒精的"作恶"之路同样触目惊心。无论是红、黄、白、啤，只要一口下去，主人公乙醇（酒精）便开启了一路的攻城掠地。为了捅足够大的娄子，头顶国际一级致癌物头衔的乙醇深谙兵法，先后集齐两支队伍，发动了两轮攻击。

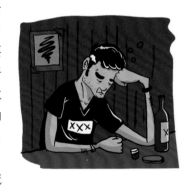

第一支队伍便是乙醇"敢死队"。一杯酒下肚，它们便在我们的食管黏膜表面大兵压境，溶解黏液层、杀伤上皮细胞，发动的第一轮猛烈攻击直接导致食管黏膜被破坏。随后狡猾的乙醇借着胃肠道丰富的血流长驱直入，进入肝脏后由乙醇脱氢酶代谢为乙醛，整编升级，进化为第二支队伍：乙醛"王牌军"。具备氧化杀伤能力的乙醛大军战斗力暴增，通过全身血液循环，全面启动第二轮攻击。乙醛直接进入全身各处细胞，通过诱导基因突变、攻击细胞内部各种细胞成分等，导致全身各部位损伤，形成慢性炎症状态。而且我国很大一部分国人之所以属于喝酒"红脸一族"，正是因为缺乏乙醛相关的代谢酶，因而对于乙醛清除能力有限，这类人群受到乙醛的损伤往往会更严重。

食管黏膜处于被酒精攻击的最前线，面对长期酗酒人群体内乙醇和乙醛两支队伍的"旺盛斗志"，虽然有一定的再生能力，但最终也难逃伤痕累累，癌变风险增大。

同时要注意的是，酒精只要进入身体就会对我们自身发动战争，饮酒对身体的伤害是很难制定安全限量的。食管癌发病风险会随饮酒量的增加明显上升，尤其对长期酗酒、超量饮酒的人群，每多喝一点，伤害就增加一分。

吸烟、饮酒都会明确增加食管癌的患病风险，而且可以协同促进食管鳞癌的发生发展，每日吞云吐雾、小酌大喝均可伤身。如果现在就行动起来，戒烟戒酒，方能不战而屈人之兵；健康保卫战的全面胜利，指日可待！

（田　波）

⑫ 长期吃腌制食品、剩饭剩菜与食管癌有关系吗

传统美食文化博大精深，祖国大地处处都能因地制宜、变着花样地孕育出各种特色美食。火腿熏鸡、腊肉香肠等采用腌制、烟熏方法处理的食材，不但很好地延长了保质期，还因为具有独特的风味口感，无论在家小酌还是宴请宾客，堪称必备佳肴。饕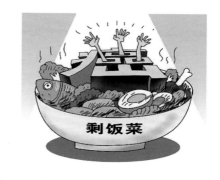餮美味的确满足了我们的口腹之欲，可究竟健康不健康呢？这就要打个大大的问号了。

其实，吃的健不健康很关键的一点就在于食物做的健不健康。食物的加工方法五花八门，在腌制环节上应用的各种添加剂会让食物更美味，却也让食物更危险！例如，在各种咸菜肉类的腌制过程中，由于能提升食物的色泽、口感和保质期，亚硝酸盐类得到了广泛应用，其在食物中的含量也迅速升高。常规来说，吃下去的亚硝酸盐大部分被代谢、排泄，但总有一部分亚硝酸盐"不听话"，在胃酸的友情赞助下和食物中的各种胺类"情投意合"，反应生成强致癌物亚硝胺类"为非作歹"。如果长期摄入大量的腌制食物，体内亚硝胺类会持续升高，对 DNA、染色体造成损伤，诱导各种细胞癌变。

添加亚硝酸盐的加工肉食品，已经被世界卫生组织列为"I 类致癌物质"。有研究也报道在我国部分北方地区食管癌的发病率极高，调查发现这些高发地区的居民平时极其喜欢进食腌制的蔬菜和肉类，由此可见这种不良的饮食习惯与食管癌的发生发展有着密切联系。而且和腌制食品类似，平常的剩饭剩菜中也含有大量的亚硝酸盐，在代谢过程中具有潜在的致癌作用，长期吃剩菜剩饭看似节俭，却也往往让我们在不知不觉中付出了健康的代价。

当然，凡事都要讲个度，在合格安全的食品质量下，偶尔解解馋、少量摄入点"重口味美味"无可厚非。但如果顿顿都开戒，把吃腌制食物、剩饭剩菜当成日常生活"刚需"时，患食管癌的风险无疑会大大升高。是时候改改这种饮食习惯了！让自己以前的"咸口"再淡一点，该戒的戒；让自己的"节俭"方向再正确一点，该扔的扔，这样才能让自己吃得更放心一些，让今后的健康之路走得更平稳一些。

（田　波）

⑬ 食管癌会遗传吗

　　经常有患者会咨询，大夫，我最近嗓子有点不舒服，我的爷爷得了食管癌，我会不会也是啊？那么，食管癌会遗传吗？

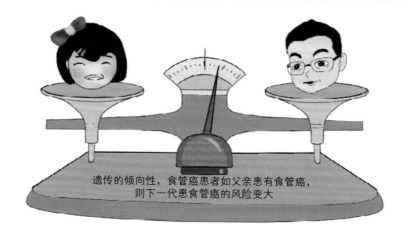

遗传的倾向性，食管癌患者如父亲患有食管癌，
则下一代患食管癌的风险变大

　　我国的食管癌有着独特的地理分布特点，以太行山南段的河南、河北、山西三省交界地区的发病率最高。经过对这些食管癌高发地区的调查发现，食管癌的发病常表现出家庭聚集性，比如一个家庭，有两个或以上患食管癌，有的患者是自己的父母以前就因为食管癌去世的，或者自己的妻子是食管癌，自己也检查出食管癌。也就是说，在一个家族内，食管癌可以在同一代或连续 2～3 代内发生。

　　在食管癌高发区，25%～50% 的患者家庭中还有其他的食管癌病例，其中父系最高，母系次之，旁系最低。但这仅表明有家族史的人患食管癌风险增高，并不是说上辈人患食管癌，下辈人就一定"遗传"食管癌。

　　食管癌的发病与多种因素有关，例如化学因素、物理刺激因素，营养因素及遗传因素等。如果说一个人他的父母患有食管癌，一方面是遗传因素，另一方面因为大量的时间生活在一起，接触到的东西以及饮食习惯都相似，那么他患有食管癌的概率比其他人会增大。但是食管癌这种明显的家族聚集现象，究竟是遗传因素导致，还是因共同生活导致，尚未有定论。

所以，在了解了遗传因素这个危险因素后，有食管癌家族史的

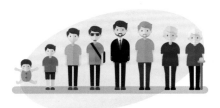

40 岁以上人群，应该注意定时到医院进行胃镜检查，日常饮食也应该注意，避免过热、过硬以及腌制食物，多吃新鲜的蔬菜水果，适当补充肉蛋类，增加营养摄入，防止食管癌的发生。

（张平平）

⑭ 体型胖瘦和食管癌有关系吗

体重指数（BMI）是用体重（kg）数除以身高（m）的平方得出的数字，是目前国际上常用的衡量人体胖瘦程度以及是否健康的一个标准。在我国成年人中，BMI ≥ 24 kg/m^2 为超重，BMI ≥ 28 kg/m^2 为肥胖。目前认为，肥胖是一种慢性疾病，在发达国家和发展中国家都具有较高的发病率，其与许多慢性疾病（如糖尿病、心血管疾病及某些类型的癌症）密切相关。

食管癌是在临床上发病率很高的一种疾病。现如今社会的发展速度很快，很多人都长期处在高压的生活状态下，而长期不良的生活习惯会增加食管癌的发病风险。

肥胖对食管癌的发生起重要作用，一方面，肥胖后雌激素和生长激素分泌增加，会增加罹患食管癌的风险。另一方面，食管癌的发生和日常的饮食习惯有很大的关系，肥胖的人群多数都饮食不健康，在日常会有暴饮暴食、吃垃圾食品、吃腌制食品的习惯，并且经常食用的食物都是使用煎炸等高热量的烹饪方式。长期食用这类食物，在经过食管的时候很容易引发食管炎症，会给食管癌的发生提供基础。更重要的是，肥胖人群由于腹腔压力增加，胃食管反流病的发病率也相应增加。通过前面的介绍我们已经了解，长期的胃食管反流有可能导致巴雷特食管，进而增加食管腺癌的患病风险。

　　既然知道了肥胖的致癌率要高于常人，就应该注意：饮食作息等各个方面都要尽量规律，平时少熬夜，也少吃辛辣刺激性食物，不抽烟喝酒，还要记住三餐要吃饱，但不要暴饮暴食。在饮食作息规律的同时还要多运动，这样既能保持健康的体重，又能疏解压力、提升免疫力，达到防癌的效果。

（张平平）

⓵⓹ 预防食管癌，我们应该如何做

　　想知道怎样才能预防食管癌，我们首先要复习一下前面介绍的食管癌易感因素，即哪些因素可能使我们更容易患上食管癌。

　　首先，生活中常吃的腌制物中的亚硝胺，装修材料中含有的乙醛以及霉变食物中的黄曲霉毒素这些都是我们目前已经确认的致癌物。第二，长期吸烟和饮酒、喜食粗糙和过烫的食物等会对食管黏膜产生慢性刺激，这些均导致食管癌的发生率增高。此外，年龄增长、遗传因素、地域原因以及维生素的缺乏，也是食管癌的危险因素。

既然知道了食管癌的易感因素，那么应该如何预防呢？我们可以从以下几个方面入手。

　　● 少吃腌制食品和剩饭剩菜，减少亚硝胺的摄入。

　　● 少抽烟喝酒。香烟里面含有大量的致癌物质，不仅导致食管癌，也导致肺癌、胃癌等多种癌症，对心血管系统也有损害，对身体可以说是"百害而无一利"。

　　● 少吃粗糙、过热食物。长期食用过热食物，使食管黏膜受到持续的刺激，黏膜越来越厚，对热刺激变得不敏感，导致出现经久不愈的食管炎，这种食管炎很可能发展为食管癌。

　　● 按时作息，适量运动，保持健康体重。

　　● 早期胃镜筛查。当出现吞咽困难、食物反流、咽下疼痛等症状时，我们一定要警惕中晚期食管癌的发生，因为早期症状不明显，所以出现症状时往往已经到中晚期阶段，治疗效果差，预后不良。因此，食管癌的早诊筛查是防控食管癌的重要措施。胃镜检查是早期发现食管鳞癌和癌前病变最有效的手段。对于 40 岁以上、居住在食管癌高发地区、有食管癌家族史的高风险人群，即使没有任何症状和不适，也应该定时进行胃镜检查筛查食管癌。

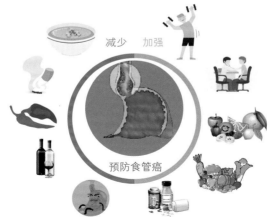

食管癌的预防措施

（张平平）

参考文献

［1］马丹，杨帆，廖专，等.中国早期食管癌筛查及内镜诊治专家共识意见（2014年，北京）［J］.中华消化内镜杂志，2015，32（4）：205-224.

［2］国家消化内镜专业质控中心，国家消化系统疾病临床医学研究中心（上海），国家消化道早癌防治中心联盟，等.中国早期食管癌及癌前病变筛查专家共识意见（2019年，新乡）［J］.中华消化内镜杂志，2019，36（11）：793-801.

食管癌有哪些表现？能否实现早期筛查及诊断

⓰ 早期食管癌有症状吗？为什么大多数人一发现就是中晚期癌

　　临床工作中医生经常碰到患者这样的疑问，为什么一检查出来就是中晚期食管癌啊？前期我并没有感觉到哪里不舒服啊？这里要说明一下，早期食管癌病灶比较表浅，很大一部分患者没有任何临床症状，有症状者大多也不典型，没有特征性症状。主要的表现是胸骨后不适、烧灼感及针刺或牵拉样痛，可有食物通过缓慢、滞留或轻度哽噎感。也就是我们平时说的心口窝不舒服，嗓子不舒服这些情况。这些症状时轻时重，持续的时间长短也不同，甚至可以没有症状。平时人们并不会加以重视，更不会把身体出现的这些"警报"与食管癌联系起来。何况这些症状也可以在别的疾病中出现，没有明确的指向性，这就使得食管癌的早期发现比较困难。

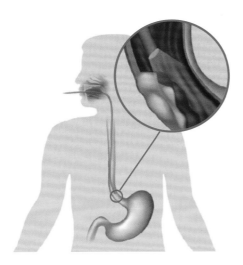

当到了中晚期，癌细胞会逐渐累及到整个食管甚至侵犯到食管周围的器官。癌细胞堵住我们食管的管腔，当我们吃东西时，食物就变得"难以下咽"，随着病情的进展恶化，难以下咽的食物就由固体食物发展至液体食物，这就是我们所说的"进行性吞咽困难"，这是中晚期食管癌的典型症状。按照我们的就医习惯，通常出现这种症状时才会就医，这就导致很大一部分患者食管癌发现时已经是中晚期了。

除了进行性吞咽困难之外，常见的中晚期症状还有食物反流及下咽疼痛等，这些症状的出现都是我们就医的原因。仔细回想，当在出现这些症状之前，我们身体已经对癌症有了"预警"，"胸口闷、反酸水和嗓子不舒服"等都是我们身体发出的警报。当身体出现这些轻微不适时，我们也不能忽视，一定要及时就医进行各项检查。当然，对于居住在高发地区、长期抽烟喝酒、有食管癌家族史等易感因素的高危人群来说，即使没有任何症状，也提倡定时去医院做胃镜进行筛查。毕竟癌症不是一朝一夕形成的，只有早发现才能做到早治疗。

（张平平）

⑰ 咽部异物感、呃逆是食管癌的表现吗

呃逆又称打嗝，是一种常见的生理现象，打嗝是因为横膈膜痉挛收缩而引起的。其实横膈膜不是分隔胸腔和腹腔的一块膜，而是一大块肌肉，它每次平稳地收缩，我们肺部便吸入一口气；由于它是由脑部呼吸中枢控制，横膈膜的肌肉会有规律地活动，我们的呼吸是可以完全自主运作的，我们也不需要时常记着怎样呼吸。打嗝时，横膈肌不由自主地收缩，空气被迅速吸进肺内，两条声带之中的裂隙骤然收窄，因而引起奇怪的声响。

呃逆可因进食过快、饱餐、受到寒冷刺激、情绪激动等引起，通常在几分钟至几小时内停止，一般无须担心。虽然大部分打嗝现象都是短暂性的，但也有些人持续地打嗝。呃逆常因严重影响进食、讲话、正常呼吸和睡眠，加之精神和躯体的沉重负担，给患者带来了很大的痛苦。神经性脑部病变、胃肠道、腹膜、胸膜、膈等病变是引起顽固性呃逆的主要原因。虽然临床上并不多见，但位于食管下段的食管癌和胃癌也可以引起顽固性呃逆。因此，顽固性呃逆患者也有必要检查胃镜，排除食管和胃部的病变。

咽部异物感，顾名思义，就是咽部的异常感觉，如球塞感、瘙痒感、紧迫感、黏着感、烧灼感、蚊行感、无下咽困难的吞咽梗阻感等。还有部分患者有颈部不适感、紧迫感、自觉呼吸不畅以及咽喉部有物上下移动不定的感觉。咽部神经支配极为丰富，因此"咽部异物感"产生的机制较为复杂，致病因素繁多。慢性咽喉炎、扁桃体炎、鼻窦炎、腭扁桃体、舌扁桃体增生肥大、悬雍垂过长、颈椎骨质增生、食管炎、食管憩室、消化道溃疡、胃炎、慢性阑尾炎、食管及胃肿瘤、肠寄生虫病、咽喉部囊肿、缺铁性贫血、内分泌疾病、心血管疾病，过度紧张、忧虑、恐惧等精神刺激都可能导致咽部异物感。

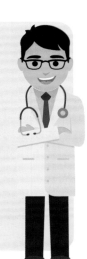

需要重视和鉴别的是口咽部和食管肿瘤。其中口咽部恶性肿瘤较少见，早期因肿瘤较小，症状轻，不一定引起患者重视，肿瘤增大可引起异物感。食管癌早期症状不明显，但是可表现为吞咽粗硬食物时有不同程度的不适感，食物通过缓慢，有停滞的感觉或者有异物感，哽噎停滞感常可通过吞咽水后缓解或消失。症状时轻时重，进展缓慢。通常需要结合实验室检查、影像学、内镜检查的结果来明确病因。

（姚　瑶）

⑱ 口臭和口腔异味与食管癌、胃癌有关系吗

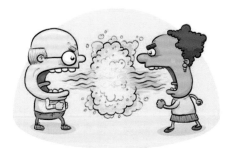

口臭是指呼吸时出现的令人不愉快的气体。据统计，全球有过半的人群有或曾经有过口臭。患有口腔疾病的人口腔内容易滋生细菌，其分解产物中含有硫化物，这是口臭最常见的来源。下面几个方面的问题都有可能导致口臭。

（1）口腔的问题

口腔细菌是大部分口臭的根源，因此我们不难理解，80%～90%的口臭是由口腔问题导致的。口腔卫生不佳是导致口臭的最常见原因，其余常见的原因包括牙周炎、龋齿、口腔感染等。

（2）鼻或咽部的问题

鼻腔、咽部是口腔的邻居，5% ～ 8% 的口臭是鼻或咽部疾病引起的，包括鼻窦炎、扁桃体炎和咽喉炎等。

（3）消化系统的问题

口腔是消化道的起始，经咽部与食管和胃相连，因此食管和胃的问题也可能导致口腔异味，比如慢性消化不良、慢性胃炎、慢性食管炎、食管憩室等。此外，有研究显示胃部幽门螺杆菌感染也有可能导致口臭。这种情况下，即使反复刷牙也不能去除异味，因为其源头不在口腔。由此可见，刷牙也不能去除的口臭很有可能是消化系统疾病的信号。

（4）呼吸系统的问题

口腔是消化道（食物和水）和呼吸道（气体）的共同通道，因此患有呼吸系统疾病的患者呼出带有臭味的气体经过口腔时产生口臭的可能性提高。肺脓肿、支气管扩张、坏死性肺炎的患者也可能出现口臭。

（5）吸烟

烟草中本身就含有硫化物，香烟中的有毒有害物质又能促进口腔中的厌氧菌生长，进而加重口臭。因此吸烟者口臭的发生率要高于一般人群。

那么，口臭和食管癌、胃癌到底有没有关系？口臭并非食管癌和胃癌的直接表现，但仍然存在着间接的关系。口臭是口腔卫生不良的表现，而口腔卫生不良是已经研究证实的食管癌危险因素。口臭又是幽门螺杆菌感染的可能表现，而幽门螺杆菌感染又是胃癌的首要致病因素。因此，口臭的患者不必过分紧张，担心自己得了很严重的食管或胃病，但也要注意自己是否处在食管癌和胃癌的高危人群之中。

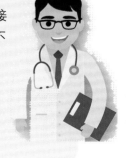

（高　野）

⑲ 吃饭经常噎住、咽不下去食物是得了食管癌吗

吃饭经常噎住、咽不下去食物，即医学上所说的"吞咽困难"。引起吞咽困难的原因众多，包括（但不限于）神经系统疾病、内分泌紊乱、药物制剂、手术、心理状况、食管炎、食管结构异常等，但出现了吞咽困难首先最应该排除的疾病就是食管癌。对发生吞咽困难的患者，即使病情不重，吞咽困难不明显，也应尽可能找出其发病的原因，尤其是对于老年人。

进行性吞咽困难是中晚期食管癌最典型的症状，一般最先是难咽下干的食物，继而是咽不下去半流质食物（粥、面条等），最后水和唾液也无法咽下。此阶段的患者常吐黏液样痰，为下咽的唾液和食管的分泌物。患者因进食困难和肿瘤消耗常表现为逐渐消瘦、脱水、无力。

但吃饭经常噎住、咽不下去食物并不是食管癌的专属症状，其他疾病如咽炎、喉的炎症或者肿瘤、神经、肌肉疾病等也都有可能导致这样的现象。吞咽困难有时与情绪、精神因素也有关系。

（姚　瑶）

⑳ 食管癌筛查有哪些方法

食管癌的早期症状不太明显，甚至可以无任何症状。但在吞咽粗硬食物时可能有不同程度的不适感觉，包括食物难以下咽，并且伴随下咽有疼痛感。食物通过缓慢，并有停滞感或异物感，症状时轻时重，进展缓慢，能否准确诊断食管癌对早期治疗非常关键，如何才能诊断食管癌呢？下面详细介绍几种诊断食管癌的检查方法。

（1）食管脱落细胞学检查

食管脱落细胞学检查是指用双腔或单腔带网气囊采集食管上皮细胞，直接涂片和染色后在显微镜下观察细胞形态。该检查方法操作简便，受检者痛苦小，20世纪曾经在我国河南地区广泛应用于食管癌普查。但该方法对早期食管癌及癌前病变漏诊率较高，目前随着胃镜检查的普及，该方法已基本被淘汰。

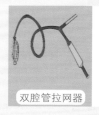
双腔管拉网器
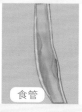
食管
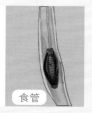
食管

食管拉网细胞学检查

（2）上消化道钡餐造影

患者口服硫酸钡或者泛影葡胺以及碘氟醇使食管显影后，医生可以在透视下多方位观察食管黏膜，能发现食管黏膜增粗、迂曲或虚线状中断；或食管边缘毛糙；或小的充盈缺损；或小的龛影；或局限性管壁发僵；或有钡滞留等早癌的征象。如果

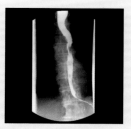
上消化道钡餐造影检查

发现食管黏膜中断僵硬，或者局部有管腔的狭窄，近端梗阻，考虑是食管恶性肿瘤的可能性比较大。

（3）胸部CT

尤其是进行胸部增强CT检查，可以进一步发现食管病变与邻近脏器的解剖关系，对食管癌的分期、指导手术术式的选择、预后的评估很有帮助。

（4）胃镜

胃镜检查是最直观的，医生可在直视下观察到食管黏膜病

变的大小、形态、部位、范围，也可以取到病理，进行活体组织
的检查，并且可以进一步明确病理分型；因为胃镜可弯曲、照明
好、视角广，安全准确，已成为上消化道疾病（食管癌、胃癌
等）临床诊断、病变治疗、术后随访、疗效观察的可靠方法。

（王域玲）

㉑ 为什么内镜检查是最可靠的食管癌筛查方法

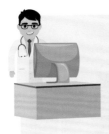

食管癌是临床常见的恶性肿瘤之一，在全球
范围内食管癌的发病率在恶性肿瘤中居第 7 位，
死亡率居第 6 位，我国是食管癌最高发的国家之
一，每年食管癌新发病例超过 22 万例，死亡约
20 万例，所以普及食管癌的筛查尤为迫切。

早期食管癌及癌前病变大部分可通过内镜下微创治疗达到根治
效果，5 年生存率可达 95%。中晚期食管癌患者生存质量低，预后
差，总体 5 年生存率不足 20%，食管鳞状上皮不典型增生是食管癌
的重要癌前病变，从不典型增生发展到癌变一般需要几年甚至十几
年的时间，所以对早期食管癌的筛查，早发现、早治疗至关重要。

食管癌的筛查方法包括：食管脱落细胞学检查、上消化道造
影、胸部 CT、胃镜。食管脱落细胞学检查、上消化道钡餐等筛查方
法因诊断效能以及接受度等问题，已基本被淘汰，不作推荐。

胃镜的检查是最直观的，可在直视下观察到食管黏膜病变的大
小、形态、部位、范围，也可以取到病理，进行活体组织的检查，
并且可以进一步明确病理分型；由于其可弯曲，照明好，视觉广，
安全准确，已成为上消化道疾病（食管癌、胃癌等）常规的临床诊

断、术后随访、疗效观察的方法。

内镜和活检病理检查是目前诊断早期食管癌的金标准，内镜下可直观地观察食管黏膜改变，评估癌肿状态，拍摄或录取病变影像资料，并可通过染色、放大等方法评估病灶性质、部位、边界和范围，一步到位，完成筛查和早期诊断。内镜检查是可先将食管病变黏膜进行碘染色后指示性活检的组合操作技术，已成为我国现阶段最有效的筛查方法。随着内镜技术的普及和早诊技术的发展，通过染色、放大等技术发现的早期食管癌可以在内镜下用微创技术进行治疗。

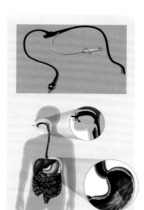

上消化道内镜检查

（王域玲）

㉒ 哪些人应该做内镜筛查食管癌

我国是食管癌大国，食管癌发病率位居我国恶性肿瘤的第 5 位，死亡率位居第 4 位，全世界一半以上的食管癌发生在我国。因此，食管癌的防控是医务人员和广大百姓必须共同面对的重要问题。

我们过去常说食管癌的典型症状是"进行性加重的吞咽困难"，但等到出现吞咽困难再去医院就诊，肿瘤往往已经到了中晚期阶段。但是，大部分食管癌在早期阶段没有任何症状，也就是说必须在无症状的时候接受胃镜筛查，才能在早期阶段诊断食管癌。

究竟哪些人应该做胃镜筛查食管癌呢？我们要在这里强调高危人群的概念，高危人群就是与一般人相比患食管癌风险更高的人群，也就是最有必要胃镜筛查食管癌的那部分人。

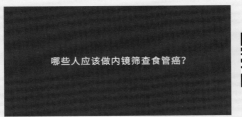

哪些人应该做内镜筛查食管癌？

对于 40 岁以上的人，只要符合下面六条中的一条就是食管癌的高危人群。

● 出生或长期居住于食管癌高发区。我国食管癌具有非常明显的地区高发特征。主要高发区包括：河南；河北；山西；山东泰安、济宁、菏泽；安徽北部；江苏苏北；四川南充、盐亭；广东汕头；福建沿海地区；新疆伊犁和甘肃武威等。

● 一级亲属，也就是父母和同胞兄弟，有食管鳞癌病史。

● 本人有食管癌前状态或癌前病变，包括贲门失弛缓症、食管憩室、白斑、食管上皮内瘤变等。

● 本人有头颈部肿瘤史。我们在临床工作中发现，患有鼻咽癌、下咽癌和喉癌等头颈部肿瘤患者同时发生食管癌的概率很高。

● 本人有长期吸烟或饮酒史。

● 有不良饮食习惯，如热烫饮食、高盐饮食、进食腌菜和经常吃剩饭等。

（王域玲）

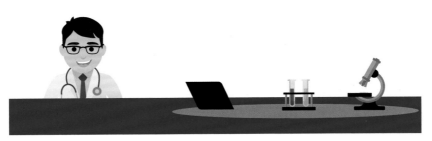

㉓ 为什么做内镜要取活检，等待病理学报告

随着胃肠镜检查日益普及，胃肠镜检查已经成为正常体检的重要组成部分，而在做胃肠镜检查前，医生一般会向受检者询问是否同意取活检，做完检查后，有些受检者会被告知取了活检，需要等几天才能出结果。那么，做内镜检查为什么需要取病理活检，取活检后为什么需要等待病理结果呢？

活检在医学中属于一种病理学的检查方法。我们在胃肠镜检查中，发现一些可疑的消化道病变，可以通过胃肠镜的活检孔道，用一次性活检钳快速、准确地取得这些病变的黏膜标本，然后送至病理科，在显微镜下进行观察，以鉴别病变的性质，为胃肠镜的诊断提供病理依据。

是不是所有行胃肠镜的人都必须活检做病理检查呢？病理检查又有什么作用呢？镜下观察如果没有发现异常黏膜，胃皱襞正常，没有合并黏膜充血糜烂，也没有溃疡的形成，可以不用取活检。内镜检查时发现不规则糜烂、溃疡时应取组织活检证实病变的良恶性，以及病理分期，有助于指导后续治疗方案的选择。

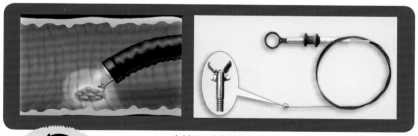

内镜下对病灶取活检

首先，活检可以判断病变是良性或恶性。大约 2% 的胃溃疡可能发生癌变，溃疡癌变是一个缓慢的过程，在癌变早期尚未形成明显肿块等典

型特征时，往往仅有溃疡边缘黏膜颜色的轻微改变，如果此时对溃疡周围的胃黏膜做病理检查，就能及早发现肉眼无法确定的早期胃癌。早期胃癌很隐匿，胃内黏膜与慢性胃炎没有明显差异，遇到此种情况需提高警惕，有必要取活检以明确诊断，有经验的内镜医生如发现可疑黏膜也应及时活检，若是早期胃肠肿瘤，发现及时可行微创手术治疗或是外科手术治疗，可以提高患者生存率，提高患者术后生活质量。

其次，活检可以辨别息肉的性质。消化道息肉一般分为增生性息肉和腺瘤性息肉，增生性息肉是由慢性炎症刺激形成的，常多发，体积较小，表面光滑，癌变概率较低。而腺瘤性息肉一般体积较大，表面多粗糙，外形不规则，癌变的概率相对较高。这种息肉直径越大，癌变的可能性越高。

此外，活检可以辨别不同的胃炎。萎缩性胃炎除了胃黏膜的炎症表现外，还可见到胃黏膜上皮和腺体萎缩，数目减少，或伴肠上皮化生，或有不典型增生等，甚至癌变。通过胃黏膜活检，可确定受检者是否有肠上皮化生和异型增生，这两种变化是胃癌的主要癌前病变。萎缩性胃炎是胃癌的前期状态，就是说发展为胃癌的可能性比正常人要高，所以类患者需要定期复查胃镜。

（王域玲）

参考文献

［1］Kim JE，Lee MK，Lee DK，et al. Continuous cervical epidural block: Treatment for intractable hiccups［J］. Medicine（Baltimore），2018，97（6）：e9444.

［2］金晓仙，高旸. 顽固性呃逆研究进展［J］. 河南中医，2014，34（5）：987-989.

［3］Pol A，Renkema GH，Tangerman A，et al. Mutations in SELENBP1, encoding a novel human methanethiol oxidase, cause extraoral halitosis［J］. Nat Genet，2018，50（1）：120-129.

［4］刘雪楠，郑树国．口臭产生的机制和相关影响因素［J］．中华口腔医学杂志，2013，48（9）：566-569.

［5］周燕，付云．口臭的病因与治疗［J］．中山大学研究生学刊（自然科学、医学版），2006，27（3）：68-73.

［6］汪文婧，孙慧男，陈旭昕，等．吞咽困难的发病原因及治疗研究进展［J］．转化医学杂志，2015（6）：377-381.

［7］中华医学会消化内镜学分会消化系早癌内镜诊断与治疗协作组，中华医学会消化病学分会消化道肿瘤协作组，中华医学会消化病学分会消化病理学组．中国早期食管鳞状细胞癌及癌前病变筛查与诊治共识（2015年·北京）［J］．中华消化内镜杂志，2016，33（1）：3-18.

［8］中华医学会消化内镜学分会，中国抗癌协会肿瘤内镜专业委员会．中国早期食管癌筛查及内镜诊治专家共识意见精简版（2014年，北京）［J］．中华消化杂志，2015，35（5）：294-299.

食管癌治疗方法有哪些？早期能否彻底治愈

㉔ 食管癌前病变怎么办？病理报告上低级别、高级别有何区别

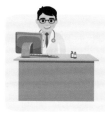

近些年随着消化道肿瘤筛查的推进及胃镜的普及，检查后医师可能告诉你查出了"食管癌前病变"，需要进一步处理。很多人对"癌"闻之色变，但对于癌前病变患者其实不必过分焦

虑。一方面目前阶段它还未发生癌变，另一方面内镜医师有很成熟的办法可以将这些前期病变阻断，不让它继续进展为癌。

通过前面的介绍我们已经了解，癌前病变就是正在"孕育阶段"的癌，大部分食管癌都是由癌前病变进展而来的。病理报告上说的"不典型增生""异型增生"和"上皮内瘤变"其实意思是相近的，都是指癌前病变。食管鳞状上皮异型增生与鳞状细胞癌（以下简称鳞癌）发生密切相关，属鳞癌的癌前病变，巴雷特食管相关异型增生则是腺癌的癌前病变。病理学研究发现，正常的组织癌变要经历如下过程：正常上皮→低级别上皮内瘤变→高级别上皮内瘤变→癌变。既然癌前病变有发生癌变的风险，那么是不是在发现后都需要立即切除预防癌变呢？

其实不然，因为癌前病变并非都会发展成癌，部分患者在适当治疗后可完全恢复正常，内镜切除虽然安全，但操作存在一定痛苦，且增加经济负担和并发症的风险，因此对于癌前病变并非都需内镜或外科手术切除，部分患者保持健康生活方式并定期内镜随访即可。

哪些患者需要尽早内镜／手术切除病灶呢？这取决于病灶的病理分型。病理报告显示的低级别上皮内瘤变（异型增生）或高级别上皮内瘤变（异型增生）又有何区别呢？根据世界卫生组织的定义，低级别上皮内瘤变相当于轻、中度异型增生（走在癌变的路上，但路程没到一半），高级别上皮内瘤变则相当于重度异型增生和原位癌（路程超过一半，但尚未癌变）。

"低级别上皮内瘤变"虽然被医生称为"癌前病变"，但并不一定都会癌变，有一半以上的此类病变甚至可能自行恢复成正常黏膜。但患者仍然不能掉以轻心，而是要遵照医生的建议每1～3年复查胃镜。需要指出的是，内镜下活检只是在病灶中夹取很小一粒组织送去病理科在显微镜下观察，其他没有夹取的地方是不是可能有更严重的病变？我们不能完全排除这样的可能性。因此，有时会出现内镜、病理表现不符合的情况，即病理结果提示为"低级别上皮内瘤变"，但做内镜的医生根据内镜下表现判断有可能存在更高级别的病变。此时，要在更短时间内（3～6个月）复查胃镜，并再次进行活检。

如果病灶为"高级别上皮内瘤变"，那么它已经走到了距离癌变只有"一步之遥"的地方。高级别上皮内瘤变有很大可能性进展为癌，因此我们对待它的态度与早期食管癌相同，应该采取积极的治疗方式。首先，应在3～6个月内行胃镜精查，联合超声内镜检查判断病变浸润深度。必要时行胸部增强 CT 检查，排除淋巴结转移及远处转移可能。确诊高级别上皮内瘤变，并已排除淋巴结及远处转移者，可行内镜下微创治疗，将病变整块切除，实现早期根治。

（刘　杰）

㉕ 食管癌如何分期？不同分期治疗方法有何差异

　　食管癌患者的治疗方式、治疗效果和生存时间与确诊时的临床分期密切相关。那么食管癌是怎样分期的？目前国际上通用的方法是 TNM 分期法。其中 T（tumor）代表的是原发肿瘤的浸润深度，字母 T 后面的数字越大，说明肿瘤侵犯的组织越深，例如 Tis 指原位癌（未突破基底膜），T1 是指未突破黏膜下层，T2 指肿瘤已侵犯肌层，T3 指肿瘤已侵犯食管外膜，而 T4 则表示已经突破食管外膜侵犯其他周围结构，如胸膜、主动脉、气管等；N（node）代表的是淋巴结，同样，其后面的数字越大，说明已有癌细胞转移的淋巴结数目就越多，如 N0 表示无区域淋巴结转移，N1 指已有 1～2 个区域淋巴结转移，N2 指已有 3～6 个区域淋巴结转移，而 N3 已涉及有 7 枚以上的淋巴结发生了转移；M

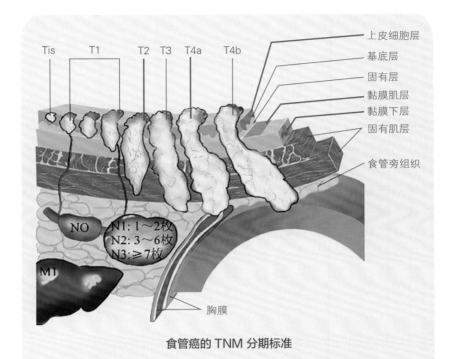

食管癌的 TNM 分期标准

（metastasis）则代表了肿瘤的远处转移情况，M0 表示无转移，M1 即表示有远处转移，比如肝转移、肺转移等。根据上述标准，综合 T 分期、N 分期和 M 分期的结果，食管癌可分为 0 期、Ⅰ期、Ⅱ期、Ⅲ期和Ⅳ期。TNM 分期相对复杂，主要用于医师综合评估病变情况，并指导治疗方案的选择，与我们平素所谓的早期、中期、晚期食管癌也有一定对应关系。

早期食管癌包括 TNM 分期的 0 期和Ⅰ期，满足条件的可以在内镜下切除。0 期包括食管低级别和高级别上皮内瘤变，低级别上皮内瘤变或异型增生推荐定期随访，高级别上皮内瘤变或异型增生推荐内镜治疗。如果肿瘤未侵犯超过黏膜层，且无淋巴结转移，推荐在内镜下行根治性切除术，否则应行胸腔镜或开胸外科手术切除一段食管，并清扫可能存在转移的区域淋巴结。

中期食管癌包括 TNM 分期的 II 期、III 期，治疗原则以外科手术为主，放疗化疗作为辅助。外科手术包括胸腔镜手术和开胸手术，具体术式需要医生根据病灶的部位、大小，怀疑淋巴结转移的多少来决定。新辅助放化疗指的是在做外科手术之前先进行放化疗。研究证实，对于可手术的食管癌，新辅助放化疗联合手术的治疗模式与单纯手术相比可以缩小手术范围、降低术后复发率、延长患者生存时间。新辅助治疗后建议的手术时机是在患者身体条件允许情况下，放化疗结束后 4～8 周，化疗结束后 3～6 周。对于拒绝手术或者不能耐受手术者，可以选择根治性同步放化疗、单纯放疗等。

中期食管癌患者手术切除后，还可酌情辅助治疗，如术后辅助放疗或化疗等，可进一步降低复发率，延长生存时间。

晚期食管癌又称为无手术指征的食管癌，主要为 TNM 分期的部分 III 期和全部 IV 期患者。晚期食管癌的管理重点在于选择最佳的支持治疗方案，因为此阶段患者的治疗不以根治肿瘤为目的，而是为了缓解症状，改善营养状态和提高总体生活质量，如果一般情况良好，也可考虑化疗或放疗。

（刘　杰）

❷❻ 哪些食管癌可以不用开刀，采用内镜治疗

与传统外科手术相比，早期食管癌及其癌前病变的内镜下切除具有创伤小、并发症少、恢复快、费用低等优点，且两者疗效相当，5 年生存率可达 95％以上。

原则上，食管高级别上皮内瘤变（也叫重度异型增生），或者病灶浸润未超过黏膜层的食管癌，且无淋巴结转移或淋巴结转

移风险极低者适合行内镜下切除术，无需开刀。在决定行内镜治疗之前，医生会采用放大内镜仔细观察病灶表面的微细血管结构，并视情况建议患者进行超声内镜检查和增强 CT 检查，以便更准确地在治疗前评估病变的浸润深度，排除周围淋巴结转移，确保病灶可以在内镜下达到根治，病灶残余和复发的风险较低。

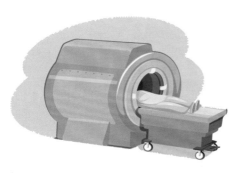

举个例子：张大爷今年 55 岁，父亲因食管癌去世，因此自己非常注重胃镜体检。今年在做胃镜时发现食管有一处可疑病灶，取了活检，病理结果提示为早期食管癌，病灶浸润至固有层，未达黏膜肌层（局限在黏膜层以内）。住院以后，医生又为张大爷安排了超声内镜和胸部增强 CT 检查，超声内镜结果显示病变未突破黏膜肌层，与胃镜病理结果一致；增强 CT 没有看到淋巴结和远处转移的迹象。综合以上的检查结果，医生决定为张大爷内镜下微创切除食管早期癌。张大爷内镜治疗疗效很好，3 天后就出院回家，基本恢复正常生活，之后每次复查胃镜也都没有看到病灶复发。

（刘　杰）

㉗ 早期食管癌内镜下能彻底切除吗

内镜治疗虽然具有创伤小、并发症少、恢复快、费用低等优点，但与外科手术相比，其切除的病灶较小，且不能进行周围淋巴结清扫，很多人担心内镜切除不干净，留下隐患。

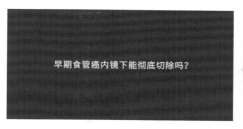

早期食管癌内镜下能彻底切除吗？

首先，随着近年来内镜技术的飞速发展及内镜医师诊疗水平的提高，只要病变符合我们上一节所说的条件，早期食管癌及癌前病变大部分可通过内镜下微创治疗达到根治效果，5年生存率可达95%，这也就意味着95%的患者内镜可完全根治性切除病变。

其次，即使有少数个别未能完全切除者，术后仍可追加治疗，包括再次内镜治疗、外科手术或放化疗等。内镜术后都会对切除的肿瘤组织进一步精准病理分期，包括边缘是否有残留、有无血管和淋巴管浸润、黏膜下浸润深度和肿瘤分化程度等，可帮助判断预后及下一步治疗。

再者，部分患者术中显示切除完全，术后病理也未显示异常者，其残留风险极小，但即使存在微小残留，也可在后续的内镜随访中进一步处理。

最后，采用内镜还是手术切除应综合考虑病变大小、浸润深度（通过内镜、CT或超声内镜等评估）以及患者年龄、伴随疾病等因素。清晰准确的术前诊断是治疗成功的前提。肿瘤十分狡猾，目前的诊断仍存在局限性，采用任何手术方法都不能保证完全切除，因此应在充分评估的基础上，选择尽可能合适的治疗方式，并不能简单地认为内镜微创治疗或外科开刀哪个更好。但无论选择何种治疗方式，术后都需按照医生的建议密切随访，定期复查胃镜。

（刘　杰）

㉘ 早期食管癌内镜下治疗有哪些常用方法？适用于哪些患者

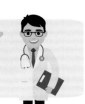

　　在医生介绍内镜治疗方案时，患者往往被一些专业术语弄得云里雾里，那么常用的早期食管癌内镜治疗方法都有哪些呢？

　　首先，我们来看看什么是内镜黏膜下剥离术（ESD）？它是指内镜下使用高频电刀与专用器械，将胃肠道病灶包括胃肠道早期肿瘤与其下方正常的黏膜下层逐步剥离，以达到将病灶完整切除的目的。主要目的是对早期消化道肿瘤进行诊断和治疗。它对面积较大且形态不规则或合并溃疡、瘢痕的肿瘤具有良好的切除效果，是目前治疗消化道早期癌及癌前病变的首选方法，但操作难度大，手术耗时相对较长，少部分患者可能出现出血、穿孔和狭窄等并发症。

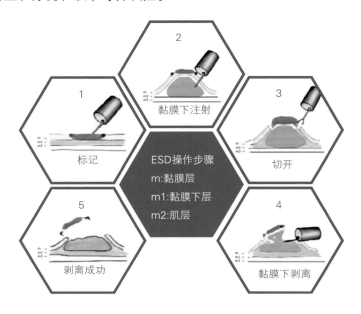

1　标记
2　黏膜下注射
3　切开
4　黏膜下剥离
5　剥离成功

ESD操作步骤
m:黏膜层
m1:黏膜下层
m2:肌层

其次，我们来讲讲什么是内镜下黏膜切除术（EMR）和多环套扎技术。前者是指内镜下将黏膜病灶整块或分块切除，后者是指使用改良食管曲张静脉套扎器进行多块黏膜切除的技术，两者都是用于胃肠道表浅肿瘤诊断和治疗的方法。两种技术相对容易掌握，但难以把病灶整块地切除并送给病理科医生，病理科医生难以客观评价病变的侧切缘和基底切缘，且易导致病变局部残留和复发。

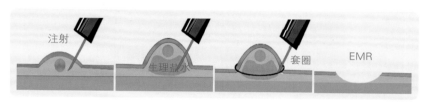

EMR 的操作步骤

最后，包括射频消融术（RFA）、光动力学疗法（PDT）、氩离子凝固术（APC）等内镜下非切除治疗则是对内镜切除治疗的补充，既可单独使用，也可与内镜切除技术联合应用，有待进一步推广和研究。

由于食管癌内镜下治疗的长期预后与癌细胞侵犯深度密切相关，因此并不是所有的食管癌都适合用内镜进行治疗，患者在选择时应听从医生建议，选择适宜的治疗方案，不应盲目追求"微创"。随着我国医疗改革政策的施行以及癌症早诊、早治工作的不断完善，早期食管癌及癌前病变的检出率不断提高，其治疗也将会有更进一步的发展，而内镜下微创治疗凭借其各方面的优势，是治疗早期食管癌和癌前病变的主要方法和发展方向。

（孟茜茜）

㉙ 食管癌内镜治疗后如何判断效果？有残余病灶该怎么办

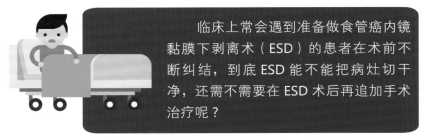

> 临床上常会遇到准备做食管癌内镜黏膜下剥离术（ESD）的患者在术前不断纠结，到底 ESD 能不能把病灶切干净，还需不需要在 ESD 术后再追加手术治疗呢？

其实，ESD 能否把食管癌切干净，主要取决于病灶的分期，早期食管癌内镜下切除的绝对适应证：病变局限在上皮层或黏膜固有层的食管癌，淋巴结转移风险极低，内镜下切除是可以获得根治的。内镜下切除的相对适应证是：病变浸润黏膜肌层或黏膜下浅层（黏膜下浸润深度 < 200 μm），这种情况下有 10% 左右的淋巴结转移风险，需要结合超声内镜和胸部增强 CT 结果综合评估，并充分告知患者相关风险。

食管癌内镜治疗效果的判断主要包括以下两个方面：

首先，在病变切除后，医生会仔细检查创面，必要时会使用染色或电子染色内镜进行观察，发现病变残留会及时予以再次处理，从而降低复发率。

其次，术后会对内镜切除的标本在显微镜下进行病理学检查。切除标本的水平和垂直切缘均为阴性即为完全切除。如果病理结果提示黏膜下浸润深度 ≥ 200 μm；淋巴管、血管浸润阳性；低分化或未分化癌；垂直切缘阳性，则应追加治疗（外科手术 / 放疗 / 化疗）。此外，在食管癌 ESD 术后随访过程中，若发生术后残留（术后 6 个月以内原切除部位以及周围 1 cm 内发现肿瘤病灶）、局部复发（术后 6 个月以上原切除部位以及周围 1 cm 内发现肿瘤病灶）、同时性多原发食管癌（内镜治疗后 12 个月以内在原切除部位 1 cm 以外发现新食管肿瘤病灶，可能源自治疗时遗漏的微小癌灶）、异时性多原发食管癌（内镜治疗后超过 12 个月在原切除部位 1 cm 以外发现新食管癌病灶）等，可以首先考虑再次行 ESD，若内镜治疗失败也可追加手术或放化疗。

因此，食管癌行 ESD 并不是一劳永逸的，一定要关注术后病理结果并且注重术后随访。一旦发生上述情况，要马上就诊，必要时追加手术或放化疗等综合治疗方式。

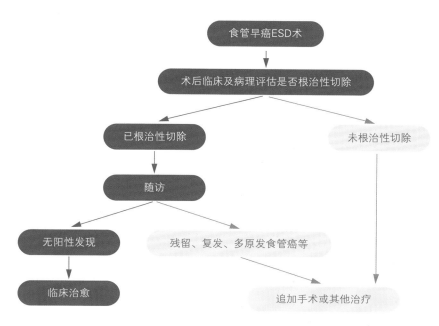

食管癌内镜切除术后评估流程

（孟茜茜）

㉚ 早期食管癌内镜治疗后该如何复查及随访？复发了怎么办

多数早期食管癌及癌前病变在接受根治术后都能获得满意的治疗效果，并且创伤小，恢复快。但请注意，当你以健康的身体和愉悦的心情重新开始生活和工作时，千万不要认为自己已经完全逃离了癌症的魔爪。因为早期食管癌也是癌症，与其他恶性肿瘤一样，即使接受了彻底的治疗还是有可能复发或转移，并且食管很容易发生多原发性食管癌（在食管其他部位出现新的病变）。这就是医生还是会督促每一名患者，治疗后一定要按时定期随访和复查的原因。

● 切片化验（病理）结果说肿瘤已经切"干净"了，既然已经彻底治好了，怎么还会"死灰复燃"呢？怎样才能尽早发现？

对于早期食管癌及癌前病变，特别是肿瘤局限在黏膜层的患者，通过内镜下根治性治疗后，90%以上可以达到治愈。但是，任何恶性肿瘤本身都具有浸润生长及转移的潜在危险，内镜或手术切除术只能将局限在食管的肿瘤细胞"杀死"，而对于转移或者浸润到治疗区域以外的肿瘤细胞是无能为力的。能不能做一些检查来明确肿瘤细胞到底有没有完全清除？是的，问题的关键就在这里。目前，临床上还没有任何一项检查可以肯定每一个肿瘤细胞都已经被清除。可能有个别癌细胞"跑"到治疗区域以外或者淋巴结里，但由于细胞量很少，任何检查都不能发现它们，这些"偷偷跑出去"的癌细胞就为肿瘤复发和转移埋下了伏笔，在一定的条件下，它们就会"死灰复燃、卷土重来"。此外，治疗区域以外的其他食管黏膜也有再次发生肿瘤的可能（异时性多原发食管癌）。因此，为了防止这些微小病灶或者新发病灶给患者健康带来危害，我们必须要及早发现它们。能够做到这一点的就只有定期复查、随访。

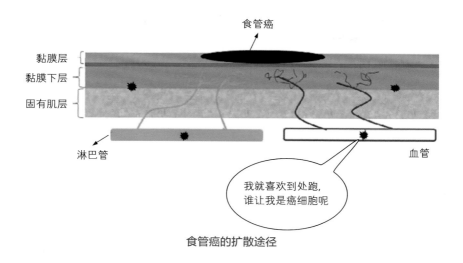

食管癌的扩散途径

● 治疗后怎样安排复查随访？

胃镜检查是很重要的复查及随访项目，通常在内镜切除术后第3、6、12 个月各复查 1 次胃镜，第 6、12 个月时复查胸部 CT，若无残留、复发、转移，此后每年复查 1 次胃镜及胸部 CT。随访时检查医生若发现阳性或可疑病灶时会进一步行染色、放大内镜等检查并活检进行病理诊断。另外，医生会根据每个患者的情况，进行肿瘤标志物、肝脏影像学或 PET-CT 等检查。复查随访很重要，切不可因为怕麻烦就侥幸躲避。

● 如果万一碰上局部复发，该怎么办呢？还能不能做 ESD 呢？

如果出现局部复发，由于已经做过 ESD，手术部位会出现组织粘连等术后改变，加大了再次 ESD 的难度。但是，我们还是可以再次通过内镜下治疗将病灶加以切除。当然，如果内镜治疗失败，还可以追加手术或者放化疗。

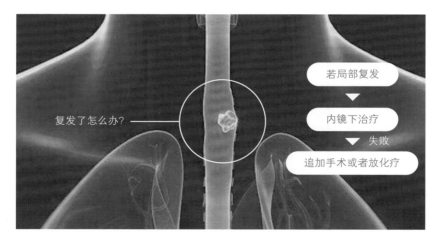

复发了怎么办？

若局部复发
↓
内镜下治疗
↓ 失败
追加手术或者放化疗

（孟茜茜）

31 食管癌内镜治疗后康复期有哪些注意事项

食管内镜黏膜下剥离术（ESD）后的患者，面对手术报告中手术的创面难免感到困惑：我该注意些什么呢？什么时候才能吃东西？能吃些什么不影响创面的愈合呢？

对 ESD 术后饮食，我们的建议是，禁食 24～72 小时，饮食由流质（水和米汤）开始，1～2 天后过渡到半流质饮食（粥、软面条等），半流质低纤维软质饮食 2～3 周后，如果无特殊不适，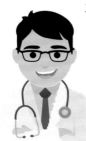再过渡到正常饮食。对于有高血压或心律失常等慢性病的患者，应本着"禁食不禁药"的原则，用少量水吞服相关药物（比如高血压药）。ESD 术后出院的患者，应禁烟酒、辛辣和刺激饮食，1 个月内应避免剧烈运动。

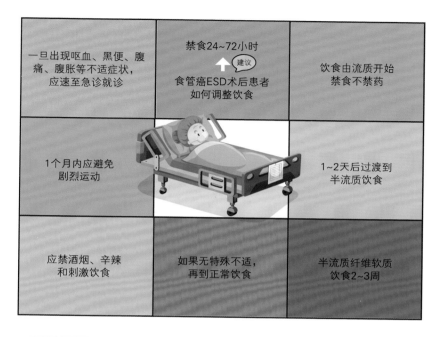

一旦出现呕血、黑便、腹痛、腹胀等不适症状，应速至急诊就诊	禁食24~72小时 ↑建议 食管癌ESD术后患者如何调整饮食	饮食由流质开始 禁食不禁药
1个月内应避免剧烈运动		1~2天后过渡到半流质饮食
应禁酒烟、辛辣和刺激饮食	如果无特殊不适，再到正常饮食	半流质纤维软质饮食2~3周

对于术后用药情况也是患者比较关注的问题。首先，对于内镜切除范围较大、操作时间长、反复黏膜下注射、穿孔风险高者，可考虑使用抗菌药物预防感染。可选用第一代或第二代头孢菌素，可加用硝基咪唑类药物，通常用药时间不超过3天。其次，食管癌内镜下切除术后会形成一个或者多个"人工溃疡"，需要使用质子泵抑制剂（PPI，拉唑类药物），一般疗程4～8周；病灶大，切除标本直径＞3 cm，或有凝血功能异常、糖尿病等，适当延长疗程。

迟发性出血是食管ESD的常见并发症，多发生在ESD术后48小时～1周。若有呕血、黑便及血便者要及时就诊。ESD术后狭窄多见于贲门、食管环周切除大于1/2者，多发生于ESD术后3～4周的溃疡愈合期。一般有吞咽困难和恶心等症状，如有上述表现，建议门诊就诊，必要时行内镜下扩张治疗。此外，患者需要保持良好的心情，过分担忧或激动的情绪均可诱发胃肠道功能紊乱，应激条件下也会增加胃肠道出血和穿孔的发生率。

食道癌ESD术后需要注意

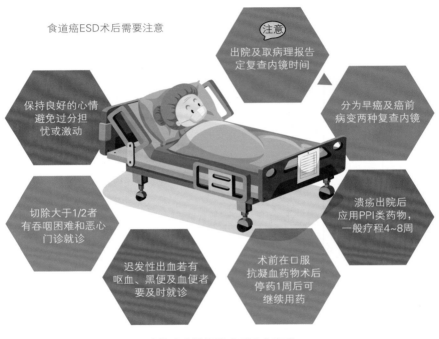

食管癌内镜切除术后注意事项

（孟茜茜）

㉜ 食管癌术后如何进行饮食调理

食管内镜黏膜下剥离术（ESD）后的患者，面对手术报告中手术的创面难免感到困惑：我什么时候才能吃东西呢？吃东西会不会影响到伤口的愈合呢？部分患者会因为吞咽时引起的疼痛而对经口饮食产生抵触情绪，事实上大可不必。有研究发现，及早进行经口饮食可以让患者更加舒适，住院时间更短，费用更低，而不会增加术后出血、腹痛及溃疡等并发症的发生率。对 ESD 术后饮食，我们的建议是，禁食 24～72 小时，如有穿孔、出血等并发症出现时，可适当延长禁食、水时间。如无异常可进食温凉流质，避免过烫及刺激性食物，进食后应注意患者有无胸痛、腹痛、腹胀等不适，有无大便异常等改变。1～2 天后过渡到半流质、低纤维、软质饮食（粥、面条等），2～3 周后如果无特殊不适，再到正常饮食。对于有高血压或心律失常等慢性病的患者，应本着"禁食不禁药"的原则，用少量水吞服相关药物。ESD 术后出院的患者，应禁烟酒、生硬辛辣和刺激饮食，1 个月内应避免剧烈运动及重体力劳动，否则有迟发出血可能，一旦出现呕血、黑便、腹痛、腹胀等不适症状，应迅速就诊。部分创面较大的手术，会使用较多的止血夹，有患者可能会感到疑惑：创口上那么多的止血夹，一直存在于食管壁上，会不会影响进食呢？如果脱落了，会对胃肠道黏膜造成损伤么？其实对这个问题大可不必焦虑，内镜手术中用的钛夹体积小，重量轻，均经过前期临床试验被证明是安全可靠的，在食管黏膜愈合后，钛夹一般会自动脱落，随粪便排出，而不会对胃肠道造成损伤。

而对于食管癌行外科手术治疗的患者来说，体质虚弱，且食管癌直接影响到进食部位，因此食管癌术后饮食调配对于病情的改善至关重要。食管癌术后饮食需要格外注意，术后 3 天内是禁止经口进食的，而由肠内、静脉补充患者所需营养。一般 3～5 天后，肠蠕动恢复，拔除胃管，第 6 天开始口服糖盐水，500 ml 分 6～8 次喝完，每次 100 ml 左右。第 7 天可由口进无渣清流质饮食，以水、果汁为主，每次 50 ml，每 2 小时 1 次。第 8 天进流质饮食，以米汁为主，每 3 小时 1 次，每次 100 ml。第 9 天开始进流食牛奶、豆浆、藕粉、蔬菜汁、鱼汤、肉汤、鸡汤、蛋白粉等。第 10 天进粥类、软面条等半流饮食。第 11 天开始进普食。手术后的食管不同于正常食管，更应注意食管卫生，避免食用刺激性食物及调料，少量多餐，食量逐渐增加，食物不宜过热、过硬等。食管癌手术 10 天后给患者含有高蛋白质和高维生素的软食或半流食，尽可能利用其胃肠道的吸收功能多补充营养，使患者有一个较好的身体状况，以便能接受手术后化疗、放疗。食管癌术后可能会出现一些不适症状，因此，可以根据患者的自身习惯，添加相应的调料提高患者食欲。

（彭立嗣）

33 食管癌如何用中医中药调理？效果如何

　　我国的中医药博大精深，对各种疾病也都有不同的治疗功效。食管癌患者也可以考虑中医药治疗，但大家要清楚的是，目前中医药在食管癌的治疗上还处在辅助地位，并不能取代目前常用的放疗、化疗、手术或内镜治疗。虽然不能互相取代，但却可以相辅相成，构成食管癌综合治疗的一部分。

　　首先，对于早期发现的食管癌前病变，如食管溃疡与食管炎、食管黏膜白斑、食管上皮不典型增生等，可选择中医药调理，同时对饮食结构、生活方式进行调整。我国研发的抗癌乙片（山豆根、败酱草、白藓皮、黄独、夏枯草、草河车 6 味中药组成）可有效治疗食管重度异型增生，降低食管癌变率。其次，食管癌术后短期内给予中药治疗，可以帮助患者恢复体质，改善或减轻手术后的某些不良反应，如低热、胃纳减退、腹胀、大便不畅等，如中药黄芪可以补气健脾，能显著改善患者的胃肠功能，减轻胃肠道反应，也可给予香砂六君子汤、玉屏风散加减、增液汤加减等。长期应用中药调理，除了身体免疫力得到加强以外，还能尽量减少癌症的复发和转移，帮助加快患者术后的康复。第三，放疗加用中医中药治疗，可增强肿瘤细胞对放射线的敏感性，预防和减轻放疗的毒副反应和后遗症，并且巩固放疗效果，可用增液汤加减、清燥救肺汤等。第四，中医药治疗有助于减轻放化疗的不良反应，改善患者的一般状态，发挥中医中药的扶正作用，对于减轻化疗的全身反应、消化道症状、骨髓抑制等均有作用，可以作为食管癌治疗的重要辅助手段。第五，对于高龄、体质差、病情严重无法接受西医治疗的患者，中医药治疗就成了重要的治疗手段。晚期食管癌患者的临床治疗中应用苦参可以起到抗病毒的作用，同时苦参对肿瘤细胞的体外生长具有毒性作用，可以抑制肿瘤细胞的生长。

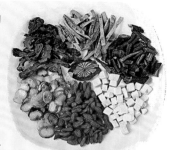

总而言之，中医药可以改善症状、提高患者生活质量、在一定程度上稳定或缩小肿瘤病灶，通过有计划地与手术、放疗、化疗相结合，可使不良反应明显减少，使远期疗效得到提高，在食管癌的综合治疗中发挥独特的作用。

（彭立嗣）

34 食管癌患者如何进行心理调节

由于食管癌的多样性及复杂性，患者在确诊后不但要忍受疾病给机体带来的痛苦，还要承担极大的心理压力，容易产生焦虑、悲观、恐惧等一系列负面情绪，不能正确面对疾病的威胁，对疾病的治疗表现出否认、拒绝的态度。这不仅容易引起心理健康问题，还会对患者治疗的依从性及预后产生严重不良影响。那么，食管癌患者应该如何正确地进行心理调节，从而控制情绪，适应疾病呢？

首先，患者应保持乐观的态度，树立战胜疾病的信心。许多癌症患者，一旦知道自己患了癌症，立即忧心忡忡，此时食欲明显下降，再加上疾病本身的影响，茶不思饭不想，全身疲乏无力，有的甚至悲观绝望，失去了求生意志，削弱了自身的防御和抗癌能力，进而影响到临床的治疗效果。针对这种情况，一方面需要医护人员、亲友和病友的谅解和同情；另一方面，癌症患者自己亦应振作精神，学会自我解忧排忧，经常做到自我安慰，集中精力去战胜癌症。据美国《星期六晚邮报》报道，有一位中年男子得了癌症，当时他的妻子正在怀孕，他决心要活到孩子出生那一天，结果这位中年男子 20 年后还活着。这个医学奇迹表明强烈的求生意志、坚定的信念、积极的期望是战胜癌症的法宝。其次，要正确认识疾病，克服紧张情绪，保持良好的心态。肿瘤与某些精神压力所造成的情绪之间有着密切的关系，已有很多证据表明精神焦虑引起体内激素分泌过多，从而削弱了身体抗病能力，导致肿瘤的发生和发展。即使对于早期肿瘤，虽然各种治疗可以治愈，但由于情绪不佳、精神压抑，复发和转移的可能性要大于那些情绪乐观、精神振奋者。保持良好的精神状态有利于自身免疫功能的恢复和增强，与此同时，还要学会生理上的"放松"，要有意识地学会使全身肌肉、身体各部位放松，在放松过程中，要重视"意守"，即一心一意，把思想集中到一个点。在缓解紧张情绪的基础上，通过各种途径去认识食管癌。很多食管癌患者不得不长期经鼻十二指肠营养管或空肠造瘘进行肠内营养，心理压力大，接受程度不高，甚至产生抵触情绪。这时，可多与医护人员交谈，参加医院组织的健康教育讲座，了解疾病治疗和康复相关的信息，熟悉诊治及康复的过程，认识到相关治疗的可行性及必要性。最后，可积极寻求心理干预。如与预后较好的患者进行沟通，通过其讲述自身对疾病过程的感受，获得情感支持，并降低对疾病的不确定感，提高希望水平。研究表明某些团体活动，例如小组诗歌疗法、参加飞蝇钓等钓鱼活动，可缓解压力及焦虑紧张的情绪，从而对疾病的预后产生积极的影响。

总之，对食管癌有正确的认知，树立积极向上的治疗态度，努力消除恐惧、烦躁及失望等不良情绪，提高心理韧性，加上正确的心理护理、营养支持、健康宣教、定期随访等临床措施，患者的精神状态和生活质量一定能在很大程度上得到改善。

（彭立嗣）

参 考 文 献

［1］中华医学会消化内镜学分会消化系早癌内镜诊断与治疗协作组，中华医学会消化病学分会消化道肿瘤协作组，中华医学会消化病学分会消化病理学组.中国早期食管鳞状细胞癌及癌前病变筛查与诊治共识（2015 年·北京）［J］.中华消化内镜杂志，2016，33（1）：3-18.

［2］中华医学会消化内镜学分会，中国抗癌协会肿瘤内镜专业委员会.中国早期食管癌筛查及内镜诊治专家共识意见精简版（2014 年，北京）［J］.中华消化杂志，2015，35（5）：294-299.

［3］李娜娜，任晓宁.早期消化道肿瘤内镜下黏膜剥离术（ESD）后的护理［J］.医学信息，2014，27（7）：388.

［4］王晨.ESD 的术中配合及术后护理［J］.中国医药，2014，12（21）：340-341.

［5］罗明丽，张华，袁前超.实施临床护理路径对食管癌术后患者饮食宣教的效果［J］.肿瘤基础与临床，2012，25（4）：358-359.

［6］李慎廉，马琦，葛新华等.专家问答——肿瘤防治新观念［M］.1 版，气象出版社，2004：321-322.

［7］袁金艳，刘小玲，马甜.中医药对食管癌患者化疗毒副反应及生活质量的影响［J］.临床医学研究与实践，2017，1（1）：100-101.

［8］臧晓芳．中医治疗食管癌的方法及体会［J］．医药前沿，2015，5（19）：306-307．

［9］李慎廉，马琦，葛新华等．专家问答——肿瘤防治新观念［M］．1版，气象出版社，2004：321-322．

［10］周斌．食管癌患者心理弹性状况及影响因素调查分析［J］．解放军预防医学，2017，35（8）：932-934．

［11］卢红．食管癌患者心理韧性的评估及护理体会［J］．医药前沿，2018，8（13）：306-307．

［12］邬青，薛小玲，韩燕霞等．癌症患者疾病不确定感的影响因素与干预现状［J］．解放军护理杂志，2012，29（4）：35-38．

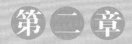

第二章

胃　癌

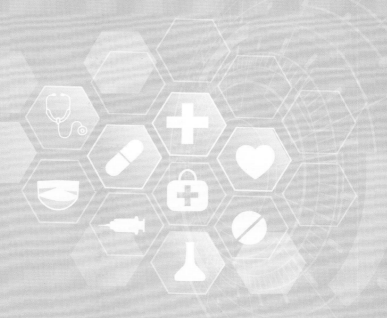

胃癌是什么

① 胃不仅仅是"酒囊饭袋"

在日常生活中，几乎每个人都有过"肚子不舒服"的体验，好多人第一反应就是自己"胃不好"。那么胃究竟位于身体的什么位置、长什么样子、有什么功能呢？

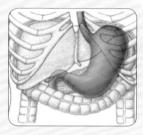

如图所示，胃是人体消化道中膨大呈"囊袋"状的一部分，部位位于上腹部偏左，上接食管，下连十二指肠，右前方与肝脏相邻，左侧与脾脏相邻，后方与胰腺相邻。由此可见，"胃病"的确可以导致上腹部不适，但鉴于胃有肝、胰腺、肠道等很多的"邻居"，上腹部的不舒服也可能是其他器官亮起了"红灯"。

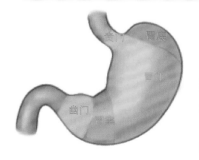

胃可分为四个部分，包括贲门、胃底、胃体和幽门。贲门为胃的入口，与食管相接。胃底是位于贲门左侧的膨隆部分，高于贲门。胃体是胃的大部分，位于胃底和幽门之间。幽门是胃的出口，与十二指肠相连。胃壁由内向外分为黏膜层、黏膜下层、肌层、浆肌层，胃的黏膜层包含有胃的各种腺体，胃的肌层在神经的调控下起收缩、舒张的功能，而胃最外层的浆膜可分泌浆液，起到润滑、减少摩擦的作用。

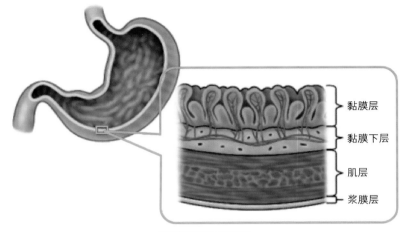

胃黏膜的组织结构

黏膜层
黏膜下层
肌层
浆膜层

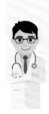 有些人喜欢把胃称为"酒囊饭袋"，的确，没了它，好酒和美食可往哪去呀。不过，胃的功能可不仅仅是"酒囊饭袋"这么简单。

首先，胃是一个"聪明"的"酒囊饭袋"。胃是一个囊状器官，由好几层肌肉构成，在没有食物充盈时略呈管状，容量约为 50 mL。而当食物还在口腔中被咀嚼时，由于神经反射等因素的作用，胃很"聪明"地提前舒张，肌层松弛，容积变大，为容纳食物做好准备。在高度充盈时呈球囊状，容量可达 2 ~ 3 L。与此同时，胃蠕动增强，并且延迟排空，使食物能够与各种消化液充分混合、发生化学反应，进而形成食糜。胃在一定程度上研磨食物、消化蛋白质，为下一步的吸收做好准备。

其次，胃还是一个"前哨战"和"化工厂"。胃壁最内层黏膜层

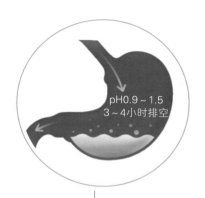

上分布着各种胃腺体细胞，能够分泌胃酸、胃蛋白酶和各种胃肠激素。胃酸，在食物消化过程中扮演着重要的角色，其主要成分是盐酸。强酸性的胃液可以杀灭食物中的细菌，胃通过胃酸杀菌的作用发挥着保卫人体的"前哨战"作用。食物在胃中一般"逗留"3～4小时，胃酸与胃蛋白酶等一起，对食糜中的成分进行初步消化，使食糜由牢固紧密变为蓬松，易于小肠进一步消化和吸收。最终，在胃肠的通力合作之下，我们摄入食物中的大分子淀粉、蛋白质和脂肪等营养成分以葡萄糖、氨基酸和脂肪酸的小分子形式吸收，供人体利用。

（彭鸿翔）

❷ 胃癌的前世今生

　　胃癌是起源于胃黏膜上皮细胞的恶性肿瘤，据统计，胃癌同肺癌、结直肠癌在全球癌症致死率中排名前三，是人类健康的一大"杀手"。大量临床研究与流行病学调查显示，胃癌的发病率和总生存率存在着明显的地区差异。世界范围内，东北亚地区（特别是中日韩三国）胃癌最为高发，其中我国是发病率最高的国家，并且发病率呈上升趋势。此外，胃癌相关的病死率也居高不下。在我国，胃癌的发病亦呈一定的区域分布性，例如西北地区（如甘肃等）及东部沿海地区胃癌发病率高于其他地区，这可能与各地饮食习惯差异有关。

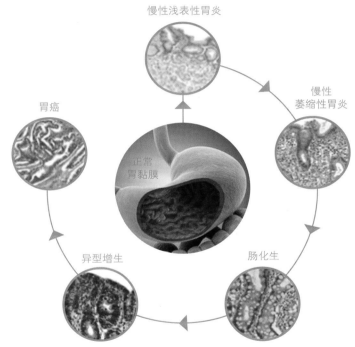

Correa 胃癌发生模式

胃癌是怎么演变发生的？胃癌中大多数属于"肠型胃癌"，根据 1992 年科学家 Correa 提出的肠型胃癌发生模式，他将胃癌的进展分为五个阶段，可以简单概括为幽门螺杆菌（Hp）感染之后，经过微小黏膜病变发展为慢性浅表性胃炎、慢性萎缩性胃炎、肠上皮化生、异型增生（或叫不典型增生、上皮内瘤变）最终发展为胃癌。

近年来，随着饮食结构改变、社会工作压力增加以及 Hp 感染率上升等原因，我国胃癌发病呈现出年轻化趋势。胃癌的病理分型绝大多数为腺癌，早期症状并不明显，多表现为上腹不适、轻度胀痛，故容易被诊断为慢性胃炎或溃疡病从而未予足够重视，一般治疗后症状可有暂时缓解，但一段时间后又会复发。这也是为什么大家常说"胃癌一经发现都是晚期"，但只要早期发现、早期诊断并早期干预，胃癌就不再是洪水猛兽。虽说从胃炎到胃癌只有短短三步，但却是一个漫长的过程，而这个漫长的过程通常超过数十年，且在整个的稳步进展过程中，也有可能会短暂的退回到上一步。因此尽早诊断和治疗，重视病情，完全可以避免胃癌的发生。

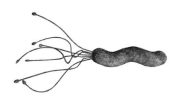

那么，胃炎是怎么引起的呢？正如前文中提到的，胃酸是一种强酸，可以消化食物，杀灭微生物，那胃酸会不会把胃自己也消化掉呢？答案是否定的，我们的胃有一套完善的保护机制，有一层由浓稠黏液、细胞结构构成的屏障，防止胃酸的侵蚀。但如果因为各种原因，比如过量胃酸分泌、Hp 感染等，造成黏膜屏障功能损伤，就可能引起胃炎。因此，不良的生活习惯、Hp 感染及遗传因素等都与胃癌相关。此外，吸烟、长期食用烟熏、油炸及霉变食物也与胃癌相关。根据发病部位，胃癌可分为胃底贲门癌（贲门癌）、胃体癌、胃窦癌等，不同部位的胃癌治疗方法亦有一定的不同。根据肿瘤侵犯的深度及范围，胃癌可大致分为早期胃癌、中晚期胃癌，后者也称为进展期胃癌。

> Hp 感染是极为重要的致病因素。据统计，Hp 感染者罹患胃癌的风险是无感染者的 6 倍以上。根除 Hp 对预防胃癌有一定作

用。另外，应纠正不良的生活习惯，尤其是吃烫食、快进食等易对胃黏膜造成机械损伤。戒烟酒、不吃过咸食物（咸菜、泡菜、腌制的腊肉、香肠、火腿、罐头等）、不吃霉变食物，少吃烟熏、高温油炸和烘烤食物，以减少对致癌物的摄入。此外，应经常保持乐观开朗的情绪，以维持机体免疫系统良好的状态。提倡多吃新鲜蔬果如大蒜、洋葱、香菇等，少饮浓茶等都有助于预防胃癌的发生。最后需要指出的是，患有慢性萎缩性胃炎（特别是伴有肠上皮化生及异型增生者）、胃溃疡、胃息肉、术后残胃等患者，尤其是有胃癌家族史、40 岁以上胃病久治不愈的患者，应定期复查胃镜，以便对胃癌早期发现、诊断和综合治疗。

（彭鸿翔）

❸ 为何我国是一个胃癌大国

在世界范围内，胃癌是发病率和致死率最高的癌症之一，同时也是我国第二常见的恶性肿瘤。根据世界卫生组织报告，2018 年全球有 100 万例新发胃癌，其中以东亚地区占比最高，发病率可达 32.1/10 万人，死亡率则为 13.2/10 万人，其中中日韩三国的发病率高居世界榜首。我国是一个胃癌大国，据全国肿瘤登记中心数据显示，2014 年，全国新确诊胃癌病例数 41 万余例，约占全部癌症发病数量的 11%，发病率为 30/10 万，全球近一半的胃癌发生在我国。

为何我国是一个胃癌大国？目前认为原因主要有如下三点。

（1）幽门螺杆菌（简称 Hp）感染率高

世界卫生组织已经明确地把 Hp 列为微生物型强致癌物质，Hp 感染者发生胃癌的风险可达健康人群的 4～8 倍。据不完全统计，全球约有一半人感染有 Hp。而中国的感染率更是超过了50%，也就是说将近 7 亿中国人被感染。高 Hp 感染率是目前导致我国胃癌高发的最主要原因。

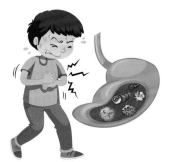

究竟为何 Hp 如此青睐我国？这可能与我们用餐习惯有关。Hp 可以通过消化道途径在人与人之间传播，而我国"分餐制""使用公筷"等习惯不普及，从而易化了 Hp 的传播，导致人群感染率高。值得一提的是，我们并不需要对 Hp 感染闻风丧胆，Hp 感染是可以预防且可以治愈的，Hp 感染是预防胃癌发生发展中最重要且最可控的危险因素。及早发现并诊断 Hp 感染，及时有效地根除 Hp，对防控胃癌具有重大意义。定期前往医院做 Hp 筛查，如 $^{13}C/^{14}C$ 呼气试验、胃镜下组织活检等，可大大降低 胃癌风险，也可避免高危型病菌传播给家人和朋友。

（2）饮食习惯不健康

如偏好高盐饮食、喜食腌熏制品、习惯吃剩菜剩饭隔夜饮食等。高盐食物可以破坏胃黏膜，受到破坏的胃壁感染 Hp 的风险会增加，而有 80%～90% 的慢性胃炎、胃溃疡都是

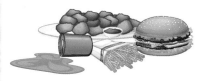

由 Hp 引起的。腌制熏制食物以及隔夜餐饮中，都含有亚硝酸盐，而在食物的发酵和胃部食物消化过程中亚硝酸盐会生成 N - 亚硝基化合物，

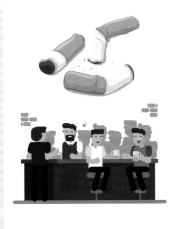

具有强烈的致癌作用。

（3）烟酒嗜好危害广

有科学研究证据表明，烟酒嗜好及肥胖，都是胃癌的危险因素。烟草燃烧时，会产生大量的尼古丁使人成瘾，也会产生苯并芘、多环芳烃、甲醛等强致癌物。吸烟时，这些有害物质不仅会随呼吸道进入肺，同时也会随吞咽及血液循环进入胃，直接刺激并损伤胃黏膜，久而久之则诱发癌变。此外，吸烟还可刺激神经系统，增加胃蠕动、刺激胃酸分泌等，间接损伤胃黏膜，同时还会使已存在的溃疡延缓愈合，增加罹患胃癌的风险。另一方面，长期或大量饮用烈性酒，会直接破坏胃黏膜屏障，使黏膜充血、水肿、糜烂，甚至出血、穿孔，同样有可能导致胃癌。我国是名副其实的"烟酒大国"，很多人觉得"烟酒不分家"，这也导致了包括胃癌、肺癌、结直肠癌等癌症的高发病率。

（彭鸿翔）

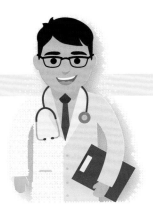

❹ 胃镜查出的胃黏膜萎缩、肠化会变成胃癌吗

很多人看到胃镜活检病理报告上的"胃黏膜萎缩伴肠化"便如临大敌，惶惶不可终日，认为如果放任其发展，很快就会变成胃癌，或者经常问医生"是否已经得了胃癌"，那这一忧虑是否有道理呢？要想弄清楚这个问题，有必要先认识一下胃的组织结构。

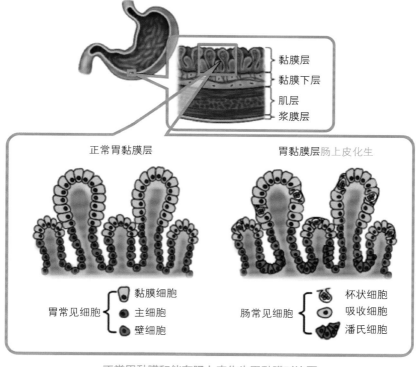

黏膜层
黏膜下层
肌层
浆膜层

正常胃黏膜层　　　　　　　　胃黏膜层肠上皮化生

胃常见细胞 — 黏膜细胞
主细胞
壁细胞

肠常见细胞 — 杯状细胞
吸收细胞
潘氏细胞

正常胃黏膜和伴有肠上皮化生胃黏膜对比图

胃壁由内向外分别是黏膜层、黏膜下层、肌层和浆膜层。胃黏膜层主要由"管状"胃腺体构成，具有分泌黏液（黏液细胞）、胃酸（壁细胞）和胃蛋白酶（主细胞）的功能。

器官或组织体积缩小、功能减退的过程即为萎缩，比如长期不锻炼，会导致原本发达的肌肉发生萎缩。同样的，胃黏膜萎缩是指胃黏膜层变薄，腺体减少的情况。肠化是肠上皮化生的简称，指正常的胃黏膜上皮被肠型上皮所取代，也可认为是"胃里长出了肠子的细胞"。正常状态下，不同器官各司其职，胃表面生长的是具有分泌胃酸功能的胃黏膜上皮，肠道表面生长的是具有分泌和吸收功能的肠黏膜上皮细胞。当炎症和各种有害因素长期反复刺激胃黏膜时，体内就会产生这种适应性反应。即胃黏膜上皮被类似的（但不完全相同）的肠道黏膜上皮取代，肠黏膜上皮长错了地方，就像棉布衣上补了一块化纤布的"补丁"一样。

从某种程度上来说，胃黏膜萎缩是机体"老化"的一种表现，而"肠化"可以看作是萎缩之后胃黏膜修复的一种反应，是"萎缩"的一种标志。60 岁以上的人，90％都有不同程度的"萎缩"和"肠化"。此外，长期幽门螺杆菌感染；长期服用伤胃药物如阿司匹林、止痛药等；长期吸烟、饮食和生活习惯不佳也是导致"萎缩"和"肠化"的可能原因。

那么"萎缩"和"肠化"到底会不会变成胃癌？前面已经说过，"萎缩"和"肠化"在胃镜检查中非常常见，但胃癌的发病率却远

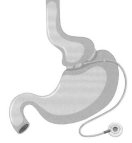

远没有这么高。据报道，慢性萎缩性胃炎患者的胃癌年发生率为0.1%～0.25%，肠化患者的胃癌的年发生率为0.25%。所以，"萎缩"和"肠化"虽然在医学上被称为胃癌的"癌前状态"，会使胃癌患病风险增加，但二者距离胃癌还有相当长的距离，绝大部分人在10年甚至几十年内不会癌变。因此，大可不必将"萎缩"和"肠化"视作胃癌的代名词，但也应注意保持健康生活方式，远离胃癌危险因素，1～3年定期复查胃镜。

需要特别指出的是，"肠化"也可以进一步分为不同的类型，具体包括小肠型化生和结肠型化生。前者上皮分化好，是一种常见的黏膜病变，广泛见于各种良性胃病，故认为小肠型化生可能属于炎症反应的性质，癌变率很低。后者上皮分化差，在良性胃病中检出率很低，但在肠型胃癌旁的黏膜中检出率很高，说明结肠型化生与胃癌的发生有关，需要密切随访。

（冯拥璞）

⑤ 胃黏膜不典型增生（上皮内瘤变）是胃癌吗？病理报告低级别与高级别有何区别

除胃黏膜"萎缩、肠化"外，"胃黏膜不典型增生"和"上皮内瘤变"也是胃镜病理检查报告上经常出现的名词。

癌的发生并不在一朝一夕，大部分组织在癌变前会经历数年甚至十余年的癌前阶段。外界致癌因子损伤正常上皮组织，上皮组织受到损伤后需要进行再生和自我修复，这就是医学上所说的良性或反应性增生。在致癌因子的持续刺激下，上皮组织长期反应性增生，就会有少部分细胞发生"叛变"。"叛变"的细胞从形态上明显异于原来正常的组织，而是更接近癌细胞的形态，这就是我们所说的"不典型增生"或"异型增生"。"叛变"的细胞最初仅仅局限在上皮层，如果致癌因素继续作用，"叛变"的细胞队伍逐渐壮大，就可能突破上皮层，发生浸润和转移，这时正常组织就已发生"癌变"。从正常组织到不典型增生，再到癌变的过程称为"上皮内瘤变"，目前国际上多主张以"上皮内瘤变"代替"不典型增生"或"异型增生"。

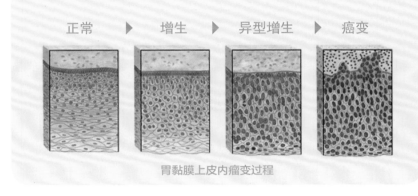

正常 ▶ 增生 ▶ 异型增生 ▶ 癌变

胃黏膜上皮内瘤变过程

　　胃黏膜上皮内瘤变分为低级别上皮内瘤变和高级别上皮内瘤变。低级别上皮内瘤变是指结构和细胞学异常限于上皮的下半部，相当于轻度和中度异型增生。"低级别"可以理解为胃黏膜的细胞已经出现了某种不正常的变化，例如细胞核增大，但还比较局限，位于浆膜侧，再进一步发展就到"高级别"了。高级别上皮内瘤变则指结构和细胞学异常扩展到上皮的上半部，乃至全层，相当于重度异型增生和原位癌，还出现细胞核失去正常的"极性"，可能变大占据整个细胞。如果胃镜的病理活检诊断为低级别上皮内瘤变，需要进行密切随访（1年复查1次胃镜）。有幽门螺杆菌（Hp）感染的患者，建议根除Hp后随访观察。在部分情况下，通过根除Hp、缓解胃黏膜炎症，低级别上皮内瘤变可自行消除。随访时应行精查胃镜，若未发现胃黏膜明显病灶，后续只需定期随访复查（1～2年复查1次胃镜），如果精查胃镜发现可以孤立病灶，则要视具体情况决定是否需要行内镜下治疗。

高级别上皮内瘤变是具有恶性特征的黏膜病变，有很大可能发展为浸润性胃癌。另一方面，因为胃镜检查时活检组织的深度及大小均有限，所以不能排除部分高级别上皮内瘤变已经进展为浸润型胃癌的可能。因此，当发现胃黏膜高级别上皮内瘤变时，可以当成早期胃癌进行积极治疗。首先，要再次进行胃镜精查（3 ～ 6 个月内复查），还需要进行超声内镜检查评价病灶浸润的深度。当病变面积较大，或者高度怀疑为浸润性胃癌时，还可以进行腹部 CT 检查。大多数高级别上皮内瘤变可以进行内镜下治疗（内镜黏膜下剥离术，ESD）。当胃镜、超声内镜或 CT 检查提示浸润性胃癌时，应该进行外科手术等治疗。

因此，胃黏膜不典型增生或上皮内瘤变不是胃癌，但有一定可能性进展为胃癌，低级别上皮内瘤变可以随访，高级别上皮内瘤变应积极内镜下切除治疗。发现胃黏膜上皮内瘤变并不可怕，只要规范的复查和治疗，绝大部分情况下可以避免胃癌。

（冯拥璞）

6 何谓早期胃癌？为什么要早期诊断

早期胃癌指癌组织仅仅局限于胃黏膜层或黏膜下层，不论有无淋巴结转移，其中病灶直径 <10 mm 为小胃癌，直径 <5 mm 为微小胃癌。用句形象的比喻来说，好比胃黏膜中的"坏份子"还没有突破防御带，没有深入到胃黏膜的核心部位（肌层），还没有扩散。

1962 年日本胃癌研究会正式提出早期胃癌的概念，这是胃癌诊断和治疗的里程碑事件。早期胃癌治疗后 5 年生存率可超过90%，甚至达到治愈的效果。正是由于早期胃癌概念的提出，使得胃癌达到临床治愈、获得长期存活成为可能。

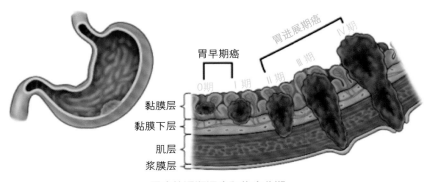

胃癌的浸润深度和临床分期

　　我国作为胃癌大国，每年胃癌新发和死亡病例均占全世界胃癌病例的 40%，因此胃癌是危害我国人民健康的重大疾病之一。由于大多数胃癌患者早期不会出现明显的临床症状及体征，我国 90% 的胃癌患者在发现时已是进展期，而胃癌的预后与诊治时机密切相关。进展期胃癌患者需进行外科手术和化疗等，饱受折磨、生活质量低下，但 5 年生存率仍低于 30%，同时，高昂的医疗花费给家庭和国家带来沉重的负担。而大部分早期胃癌在内镜下即可获得根治性治疗，5 年生存率超过 95%。

　　但目前我国早期胃癌的诊治率低于 10%，远低于日本（70%）和韩国（50%）。因此，推行早期胃癌筛查措施和高危人群进行内镜精查策略，是改变我国胃癌诊治严峻形势的可行且高效的途径，其不仅可以大大改善患者的预后，还能减轻患者的经济负担。如果我国胃早癌的发现率提高到日本、韩国的水平，保守估计全国居民家庭每年至少可以少支出 150 亿元，国家每年可以节省至少 300 亿元的医保费用。正如李兆申院士提出的"发现一例早癌，挽救一条生命，拯救一个家庭！"提高我国早期胃癌检出率，势在必行。

（冯拥璞）

参考文献

[1] Correa P，Haenszel W，Cuello C，et al. A Model for Gastric Cancer Epidemiology［J］. Lancet，1975，2（7924）：58–60.

[2] 廖专，孙涛，吴浩，等 . 中国早期胃癌筛查及内镜诊治共识意见（2014 年，长沙）［J］. 中华消化杂志，2014，34（7）：433–448.

[3] 杜奕奇，蔡全才，廖专，等 . 中国早期胃癌筛查流程专家共识意见（草案）（2017 年，上海）［J］. 中华健康管理学杂志，2018，12（1）：8–14.

[4] 柴宁莉，李惠凯，翟亚奇，等 . 胃低级别上皮内瘤变规范化诊治专家共识（2019，北京）［J］. 中华胃肠内镜电子杂志，2019，6（2）：49–56.

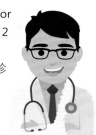

哪些人易患胃癌？能否预防

❼ 什么是幽门螺杆菌？它是胃癌的罪魁祸首吗

幽门螺杆菌（简称 Hp）由两位澳大利亚医生马歇尔和沃伦于 30 多年前发现。顾名思义，Hp 是一种螺旋状的杆菌，主要定植于胃幽门前区（又称为"胃窦部"）。Hp 的菌体弯曲端有 4～6 根鞭毛，鞭毛就像是螺旋桨加速器，使细菌快速移动，能在被胃酸消化前到达胃黏膜。Hp 的螺旋形状

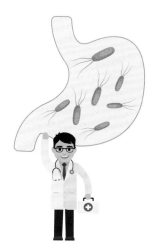

好似一颗螺丝钉，帮助它轻松钻进黏膜层保护伞，同时它还能分泌一种黏附素，能对胃黏膜细胞表面的脂质受体产生吸引作用，将细菌与上皮粘住，顺利地在胃中安家落户。除此之外，Hp 为了保护自己不受胃酸的侵害（其他细菌没有这个功能），含有大量的尿素酶，而且活力很强，将胃液中的尿素分解为碳酸氢盐和氨气，形成雾状"防护衣"保护菌体，可加重炎症。

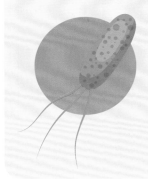

这小小的细菌不但是慢性胃炎的罪魁祸首，2017 年还被世界卫生组织（WHO）认定为是第一类致癌物，与消化道溃疡、胃淋巴瘤乃至胃癌的关系密切。Hp 的作用可与乙肝病毒导致的肝癌、乳头瘤病毒导致的宫颈癌相提并论。当然，胃癌的发生是多种因素共同作用的结果，包括 Hp 感染、饮食、遗传、环境因素等，而 Hp 感染是其中最重要的可控性危险因素。研究证实，清除根治 Hp 有助于抑制胃癌早期的病理学改变——胃黏膜肠上皮化生、不典型增生的转归，进而有效减低胃癌的发生风险。

目前认为，Hp 与慢性胃炎、胃十二指肠溃疡、胃癌、慢性咽炎、口腔溃疡等消化道疾病的发生发展有密切关联，其中关于 Hp 与胃癌的关系受到广泛关注并存在一定争议。胃癌是 Hp 感染的严重后果之一，但并不是感染了这个细菌就一定会得胃癌（约 2% 的 Hp 感染者会得胃癌），只是可能增加了胃癌发生的风险。现代社会的快节奏生活使许多不良饮食习惯、生活习惯成为胃病的诱因，再加之感染 Hp，胃就容易出现胃炎、胃十二指肠溃疡等疾病，如果不及时进行养护，反复刺激胃部，可能最终真的会演变成胃癌。

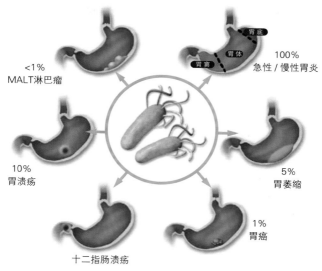

<1%
MALT淋巴瘤

胃底
胃体
胃窦

100%
急性 / 慢性胃炎

10%
胃溃疡

5%
胃萎缩

十二指肠溃疡

1%
胃癌

Hp 感染可能导致的胃部疾病

（冯拥璞）

❽ 怎么知道自己有无幽门螺杆菌感染

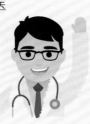

　　上一节讲到，早在 30 多年前，马歇尔和沃伦医生发现了幽门螺杆菌（Hp），这一重要的研究结果获得了 2005 年的诺贝尔生理学或医学奖。Hp感染是慢性胃炎、胃溃疡和胃癌等疾病的罪魁祸首。那么，怎么知道有无 Hp 感染呢？目前的检测途径可分为非侵入性和侵入性方法。

（1）非侵入性方法

　　不需要通过胃镜，安全无创，方便快捷，在人群中的接受度更高。主要包括如下几种方法：

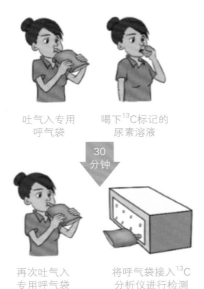

吐气入专用
呼气袋

喝下^{13}C标记的
尿素溶液

30
分钟

再次吐气入
专用呼气袋

将呼气袋接入^{13}C
分析仪进行检测

1）呼气采样检测： 这是目前最常用的 Hp 检测方法，被公认为 Hp 检查的"金标准"。该检查操作简单，受检者只需"吹两口气"就能检查出体内 Hp 的感染数量，整个过程半个小时即可完成，被称为"胃病检查史上的里程碑"。有人认为胃里有细菌，呼气中就有 Hp，因此可以做"呼气检测"。实际上呼气检测 Hp 是一种间接测定法，与 Hp 产生尿素酶有关。呼气采样检测包括 $^{13}C/^{14}C$ 呼气试验，该法的原理是 Hp 能产生大量的尿素酶，受检者在检查前服用经 $^{13}C/^{14}C$ 标记的尿素，过一段时间，等尿素被尿素酶分解代谢为二氧化碳，检测受检者呼出气体中 $^{13}C/^{14}C$ 的含量即可判断 Hp 的感染状况。如果呼出的气体中没有 $^{13}C/^{14}C$ 的二氧化碳，就说明胃里没有 Hp（Hp 阴性）。$^{13}C/^{14}C$ 呼气试验能有效检测 Hp，由于 ^{14}C 检测过程中存在一定的放射性危害，而 ^{13}C 更加稳定，对人体损害很小，所以检查更加安全，适用于儿童、老人，甚至孕妇在内的所有人群，可在短期内多次重复检查。需要注意的是，呼气试验检查必须在空腹状态或者餐后 2 小时后进行，且近 1 个月内不能服用过抗生素、质子泵抑制剂、铋制剂等药物，否则可能会漏诊部分感染者。

2）血液抗体检测：该方法是通过检查血液里的 Hp 抗体来确定有没有感染，优点是检查方便，但有一定滞后性，常在感染后数月才能检查出来，且细菌根除后在很长一段时间内也能检查出来，因此抽血检查不能作为判断当前是否存在感染或感染

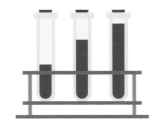

是否根除的标准。

3）粪便抗原检测：该检测的准确性与呼气试验相似，优点在于适用于部分呼气试验配合不佳的儿童，但缺点在于粪便样本采集并不十分方便，因此目前开展不如呼气试验普及。

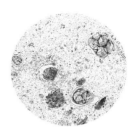

（2）侵入性方法

利用胃镜进行活组织检查，包括快速尿素酶试验、胃黏膜直接涂片染色镜检以及分离培养等。侵入性方法可在患者进行胃镜检查时一同完成。要注意的是，侵入型具有一定的创伤损伤，当患者有消化不良及黑便、呕血、体重减轻、贫血等报警信号需要做胃镜检查时，可考虑快速尿素酶试验，只需要在胃镜时同时从胃窦和胃体处各取 1 块组织进行检测。在进行 Hp 根治治疗后，多数患者是不需要复查胃镜的，因此可采用非侵入性方法检测 Hp 根除情况，尿素呼气试验是其中的最佳选择。

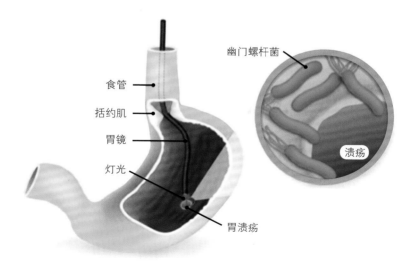

侵入性方法诊断 Hp 感染

（常　欣）

❾ 已经感染幽门螺杆菌怎么办？是否一定要根除

　　幽门螺杆菌（Hp）在发展中国家和卫生条件较差的地区感染率较高，我国 Hp 总体感染率超过 50%，也就是不到两个人中就有 1 个感染者，部分东非和东南亚国家感染率甚至可达 80% ～ 90%。但是，大部分 Hp 感染者是没有任何症状的。查出 Hp 阳性，到底需不需要做根除治疗？根据我国的专家共识意见，我们总结了如下 8 种应该检测并根除 Hp 的情况。

　　● 消化性溃疡：消化性溃疡包括胃溃疡和十二指肠溃疡，患者的 Hp 感染检出率可达 90% ～ 95%，根除 Hp 可促进溃疡愈合，显著降低溃疡病的复发率，减少胃出血和胃穿孔等的发生。

　　● MALT 淋巴瘤：MALT 淋巴瘤全称黏膜相关淋巴组织淋巴瘤，是一种少见的恶性肿瘤，胃 MALT 淋巴瘤与 Hp 感染密切相关，根除 Hp 可使约 80% 早期胃 MALT 淋巴瘤达到缓解，是治疗 MALT 淋巴瘤的一线方案。

　　● 慢性胃炎伴消化不良症状：根除 Hp 能有效减轻腹痛、腹胀、烧灼感、嗳气等胃部不适与消化不良等症状，还能预防胃溃疡与胃癌的发生。

　　● 慢性胃炎伴胃黏膜萎缩、糜烂：慢性萎缩性胃炎是胃癌的癌前状态，根除 Hp 可部分逆转胃黏膜萎缩，并显著降低胃癌发病风险。

　　● 服用阿司匹林者：目前我国心脑血管疾病患病率逐年增高，吃阿司匹林的人也越来越多。但阿司匹林会减弱胃黏膜对胃的保护作用，Hp 便会乘虚而入，从而大大增加发生消化性溃疡和消化道出血的风险。

● 长期使用抗酸药者：长期使用抗酸药会使胃酸分泌减少，少了胃酸的干扰，Hp 就能更容易地入侵到胃的其他部位，使胃炎范围扩大并加重。

● 某些胃癌高危人群：胃癌家族史者、因胃癌做过内镜切除或外科胃大部切除术者是胃癌的高危人群，根除 Hp 可显著降低胃癌发病风险。

● 其他 Hp 相关性疾病：有证据显示，Hp 感染与不明原因的缺铁性贫血、特发性血小板减少性紫癜、维生素 B_{12} 缺乏症相关，上述疾病患者应检测并根除 Hp。

确诊的无症状 Hp 感染者也可以根据患者的意愿进行根除治疗，但应该指出的是，根除的获益在不同个体之间存在差异，无症状感染者根除的获益可能小于存在上述 8 种情况者。此外，年龄小于 14 岁的儿童一般不进行 Hp 检测，即便检测出来为阳性也不需要根除，因为儿童对于 Hp 有一定的自发清除概率，但对于有消化性溃疡的儿童还是需要 Hp 的检测和治疗。

（常　欣）

⑩ 如何根除幽门螺杆菌？第一次根除失败怎么办？根除后复发怎么办

有读者可能会认为，幽门螺杆菌（Hp）也是一种细菌，吃吃抗生素不就可以杀灭了？但事实恐怕没有这么乐观，Hp 因为"藏得深"和"抗药性强"，只靠随便"吃吃抗生素"很难斩草除根，而且患者千万不能随意口服抗生素进行治疗，这样很容易增加 Hp 的耐药性。

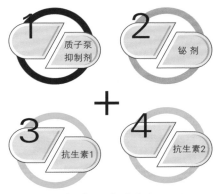

根除 Hp 标准方案

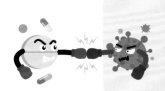

魔高一尺，道高一丈。尽管 Hp 很难对付，但医生专门为根除 Hp 制定了一套标准的治疗方案，能实现较高的根除成功率。

目前标准的治疗方案在医学上被称为"铋剂四联"，即抑酸药 + 铋剂 + 两种抗生素的组合。铋剂通常使用枸橼酸铋钾，其能够进入 Hp 菌体，使细菌的保护膜发生破裂从而杀死细菌。同时，水溶性的胶状铋在胃酸作用下成为不溶性沉淀，形成保护胃壁的一道"屏障"。抑酸药通常选用质子泵抑制剂（PPI），也就是常说的"拉唑"类抑酸药，它可以抑制胃酸分泌以增强抗菌药物的杀菌作用。而抗生素的选择多种多样，不同的治疗方案其实就是不同抗生素的两两组合。根据我国 Hp 抗药性的特点，目前专家推荐了 7 种抗生素组合用于 Hp 根除（表 1），除包含"左氧氟沙星"的方案不推荐作为初次治疗使用外，其他方案均具有较高的首次根除成功率。

表 1　推荐的 Hp 根除四联方案中抗菌药物组合、剂量和用法

方案	抗菌药物 1	抗菌药物 2
1	阿莫西林 1 000 mg，2 次 / 天	克拉霉素 500 mg，2 次 / 天
2	阿莫西林 1 000 mg，2 次 / 天	左氧氟沙星 500 mg，1 次 / 天或 200 mg，2 次 / 天
3	阿莫西林 1 000 mg，2 次 / 天	呋喃唑酮 100mg，1 次 / 天
4	四环素 500 mg，3 次 / 天或 4 次 / 天	甲硝唑 400 mg，3 次 / 天或 4 次 / 天
5	四环素 500 mg，3 次 / 天或 4 次 / 天	呋喃唑酮 100mg，2 次 / 天
6	阿莫西林 1 000 mg，2 次 / 天	甲硝唑 400 mg，3 次 / 天或 4 次 / 天
7	阿莫西林 1 000 mg，2 次 / 天	四环素 500 mg，3 次 / 天或 4 次 / 天

注：标准剂量（PPI+ 铋剂）（2 次 / 天，餐前半小时口服）+2 种抗菌药物（餐后口服）。标准剂量 PPI 为艾司奥美拉唑 20 mg、雷贝拉唑 10 mg（或 20 mg）、奥美拉唑 20 mg、兰索拉唑 30 mg、泮托拉唑 40 mg、艾普拉唑 5 mg，以上选一；标准剂量铋剂为枸橼酸铋钾 220 mg（果胶铋标准剂量待确定）。

　　根除 Hp 应该四种药连吃 10 ～ 14 天，抑酸药及铋剂应在餐前半小时服用，两种抗菌药则在餐后即服，尽量不要轻易中断治疗，否则容易促使细菌产生耐药性，给后续治疗带来很大困难。
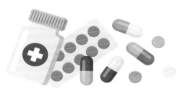

　　在第一个疗程结束后应该间隔 1 个月复查呼气试验判断根除的效果。很多患者吃药根除 Hp 很积极，但不知道要复查，这样过了很长时间（半年或一年），再复查时 Hp 阳性，就不好判断是第一次根除没成功还是又感染了。如果第一次根除治疗失败，应间隔数月后再次治疗，以使细菌恢复对抗菌药物的敏感性，选择四联用药中其他的搭配方式进行补救治疗。在治疗过程中，医生会根据既往治疗时使用的药物和根除情况来观察患者体内的 Hp 对抗生素的敏感性，进行药物的调整。我们前面提到的不推荐用于初次治疗使用的含"左氧氟沙星"的方案常作为补救治疗的备选方案，还有一般

不常用的"呋喃唑酮"（痢特灵）和四环素也有很好的作用，这些应在专业医师指导下进行。

Hp 感染作为慢性感染性疾病，有时会复发。这时候不要担心，应及时就诊，在医生指导下进行胃黏膜症状评估，同时检测相关抗生素的敏感性，在一定时间后制定根除方案。

（常　欣）

⑪ 服用多种抗生素治疗幽门螺杆菌会把我的胃肠功能搞乱吗

抗生素是一把"双刃剑"，任何抗生素都有两面性。抗生素在发挥积极治疗作用的同时，也会对人体产生一定危害。随着时间推移和抗生素使用次数的增加，幽门螺杆菌（Hp）对常用抗生素的耐药率逐渐增加，导致 Hp 根除失败。使用多种抗生素更易增加对抗生素的耐药率，且抗生素相关的不良反应也会增加。一般来说，大部分抗生素的最常见不良反应是胃肠道刺激反应，包括恶心、食欲下降、厌油、腹胀、腹痛甚至呕吐等。常用的克拉霉素还会损伤肝脏、肾脏功能，服用之后可能出现一定的肾功能异常（血清肌酐浓度升高）、肝功能异常（转氨酶升高）等；甲硝唑存在典型的不良反应，如果喝酒后服用了甲硝唑，可能发生危险的双硫仑样反应；四环素对小孩的骨头和牙齿生长会有影响，还会影响肝脏和肾脏功能；阿莫西林属于青霉素类抗生素，最大的不良反应是过敏反应，发生过敏反应时可能危及生命，所以医生在开具阿莫西林之前一定会先让患者进行青霉素皮试；呋喃唑酮典型的不良反应包括皮疹、哮喘、直立性低血压、低血糖等，偶见溶血性贫血、黄疸及多发性神经炎。

Hp 根除治疗时应合理选用抗生素。一般来说，选择两种耐药率低的抗生素组合即可根除 Hp，常用组合如阿莫西林 + 克拉霉素、阿莫西林 + 呋喃唑酮、四环素 + 呋喃唑酮、阿莫西林 + 四环素等。若使用多种抗生素治疗，不仅可能导致抗生素耐药率增高，降低 Hp 根治效果，而且会增加抗生素不良反应的发生，各种抗生素不良反应综合作用会进一步增加对人体的危害，甚至可能危及生命。抗生素还会破坏人体正常的肠道菌群，不过这种菌群紊乱是可以很快恢复的。因此，根治 Hp 时，抗生素的使用一定要合理、正确，遵从医嘱。

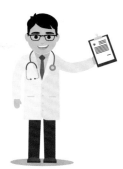

（刘　雨）

⑫ 幽门螺杆菌会传染吗？通过何种方式传播

　　幽门螺杆菌（Hp）会在人与人之间传播，特别是在儿童期和家族内传播，具体传播途径包括粪 - 口传播、口 - 口传播和胃 - 口传播。我国 Hp 感染大多呈家庭式分布，只要一个家庭成员感染 Hp，其他成员的传染概率也会大大增加。共餐是家庭成员间传染 Hp 的主要途径，因为 Hp 可以通过唾液传播，没有感染 Hp 的人只要吃下被 Hp 感染者污染的菜肴就有可能被感染。部分学者发现在祖辈和孙辈之间也存在传播，这可能是因老年人咀嚼食物后喂给小孩造成的口 - 口传播。关于粪 - 口传播的研究比较少，目前这个传播途径还需要更多的研究探索。在 Hp 的传播中，环境有很重要的作用。发展中国家和发达国家的社会经济条件和卫生、供水、生活条件等不同，Hp 的主要传播途径也不同。发达国家和地区主要的传播方式是家庭内口 - 口传播，而发展中国家和地区的 Hp 传播途径比较复杂，受污染的水和食物都可能传播 Hp。因此，从上面所讲的 Hp 的传染方式来看，若想预防 Hp 的传染，家庭成员间需要改变用餐习惯，选择分餐制或使用公筷，大人不要用嘴对嘴的方式给婴幼儿喂食或者把咀嚼后的食物给小孩吃；另外还要注意搞好家庭卫生，注意环境清洁，尤其注意水龙头、饮水机、厨房等的卫生；每个人要注意口腔卫生，定期更换牙刷，家人之间牙刷牙杯分开用，不要混放在一起；还有注意饮水卫生，尽量喝煮沸后的水，不要喝生水。

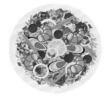

进食了被幽门螺杆菌
污染的食物和水

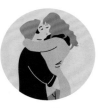

接吻传播

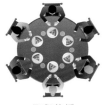

聚餐传播

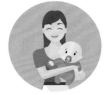

母婴传播

（刘　雨）

⑬ 幽门螺杆菌感染者是否要分餐制？家庭成员是否有必要共同检测、根除

幽门螺杆菌（Hp）感染者在就餐时一定要使用分餐制或公筷，因为 Hp 可通过唾液传播，未感染者只要吃下被 Hp 感染者污染的菜肴就很容易被感染，这也是造成家庭集体

感染的原因。因此，感染者与他人就餐应尽量采用分餐制或者使用公筷，避免互相夹菜，互相夹菜很容易导致 Hp 在共同就餐者之间的传播。

家庭成员中若有一方感染，因家庭成员长期在一起生活，相互接触密切，且经常共同用餐，暴露于共同的传染源，成员间有着共同的生活习惯，因此其他家庭成员感染 Hp 的风险增加。已经有科学研究发现，父母双方均有 Hp 感染的家庭，子女感染 Hp 的比例大大高于父母均没有感染 Hp 的家庭。国外一项研究发现，夫妻中有一方感染了 Hp，另一方也有很大可能被传染。若只针对家庭成员中的感染者进行治疗，这位感染者即使经过正规的 Hp 根除治疗，也有较高的复发率，这与感染者根除后再次暴露于感染源有关。感染者经过规范治疗后，回到家中接触了有 Hp 感染但未检测及治疗的家庭成员，与该成员共同生活，多次暴露于 Hp，因此再次被感染，治疗失败，感染复发。所以，Hp 在家庭成员间传播是 Hp 根治失败的重要原因，如果家庭成员间都进行检测，所有阳性成员均进行治疗，那就可以切断 Hp 家庭内部的传播，可有效降低 Hp 的复发率。因此，无论是从预防 Hp 的家庭内传染，或是从降低 Hp 根除后复发的角度考虑，我们均建议家庭成员共同检测、根除。

（刘　雨）

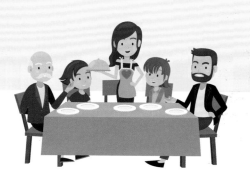

⑭ 吃剩饭剩菜、腌制食品和胃癌有关系吗

"锄禾日当午，汗滴禾下土，谁知盘中餐，粒粒皆辛苦"，这是大家耳熟能详的诗句。每一粒米都饱含着农民伯伯的血汗，这来之不易的食粮，我们定要加倍珍惜。日常生活中，很多人都保持着不浪费粮食的传统美德。如果当日的饭菜烧得过多，吃不完，人们就会存放到明日再吃。那么吃剩饭剩菜和胃癌有关系吗？蔬菜中含有亚硝酸盐。烧好的蔬菜放在温度较高的地方，随着时间延长，其中亚硝酸盐的含量就会有所增加。亚硝酸盐在胃内与蛋白质代谢产生的胺相结合，生成亚硝胺，亚硝胺是一种明确的强致癌物。此外，对于凉菜，不论荤素，最好都不要吃剩的。因为凉菜未经高温加热，其中的细菌不易被杀死。凉菜存放的时间越长，细菌繁殖得越多，就容易引起胃肠炎。事实上，冰箱在带来食物保存时间长的益处的同时，也带来一些我们看不见的"烦恼"。

因此，建议大家处理剩饭剩菜时注意以下几点：

- 保存时间不宜过长，以不隔餐为宜，如早剩午吃，午剩晚吃，隔夜菜尽量不吃。
- 剩荤不剩素，凉菜不能留。

腌制是让食盐大量渗入食品组织内以达到保藏食品的目的，这些经过腌制加工的食品称为腌制品，主要包含腌菜（咸菜、泡菜、腐乳等）、腌肉、腌禽蛋等。腌制品在加工过程中会产生大量的亚硝酸盐，亚硝酸盐与蛋白质分解产生的胺相结合生成亚硝酸胺。亚硝酸胺的致癌性

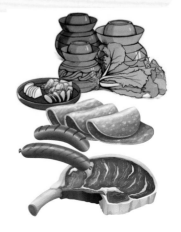

强。这也是喜食腌制食品的人们易患胃癌的原因之一。因此，建议大家少吃甚至不吃腌制食品，多吃新鲜的蔬菜和水果，有益于身体健康。

（郭洪雷）

⑮ 吃得过咸、过辣和胃癌有关系吗

"咸中得味"，这是老百姓在烧菜时挂在嘴边的话。的确，盐可以提升食物的鲜味，祛除异味，增加菜肴的口感。但是，吃得过咸也会危害机体健康。除了易致高血压、心脑血管疾病外，过量的摄入盐还会增加胃癌

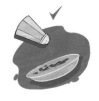

的风险。大量研究表明每日盐的摄入量越大，发生胃癌的风险就越高。有喜食腌制食物、咸鱼、咸肉、咸菜的人发生胃癌的风险大。实验研究表明高浓度钠会引起胃黏膜损伤、炎症，破坏黏液屏障，导致幽门螺杆菌（Hp）定植。高浓度钠还会促进细胞增殖和遗传物质突变。此外，盐渍食物中往往含有大量的致癌物亚硝酸胺。因此，掌握好烧菜的咸淡，吃出健康。我国部分省市已经在推行"食盐限量"的健康措施，即每人每天限制"一勺盐"或"6克盐"，对控制高血压、预防胃癌都有很好的效果。

"无辣不欢"，这是川湘菜系的精髓。辣能下饭，这是喜辣人的口头禅。辣是一种痛与热的混合感觉。辛辣食物主要包含辣椒、大蒜、洋葱和生姜等。有一些关于辣椒和胃癌关系的研究，但结果并不一致。一部分研究认为辣椒可以导致胃黏膜炎症反应，减少胃酸的分泌，利于 Hp 定植，促进胃癌的发生。另一部分研究认为辣椒是胃癌的保护因素。体外实验中，辣椒素能够明显抑制胃癌细胞

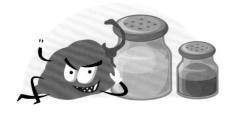

的生长。辣椒中的维生素 C 具有还原性，可以减少胃内致癌物亚硝胺的生成。也有研究认为辣椒对胃部的作用与其剂量相关，少量摄入辣椒可以介导肿瘤细胞凋亡，而过量摄入辣椒则破坏了胃黏膜屏障。因此，目前关于辣椒与胃癌的关系尚存在争议。近年来，数项研究表明葱属植物如大蒜和洋葱具有抗癌作用，两者中的某些成分如二烯丙基硫醚等，可以有效抑制肿瘤细胞的生长。大蒜和洋葱中的含硒化合物也可起到防癌作用。此外，大蒜提取物还可以减轻 Hp 感染引起的胃黏膜炎症，进而减少胃癌发生的风险。所以，不能笼统地判定辛辣食物与胃癌之间的关系。在日常烹饪中，适量地添加辣椒、洋葱和大蒜等食材对身体健康是没有危害的。

（郭洪雷）

⑯ 吸烟、饮酒和胃癌有关系吗

在胃癌的发病率和死亡率方面，男性都多于女性，这与男性嗜好吸烟、饮酒有密不可分的关系。

大量研究表明吸烟是胃癌发生的危险因素，而且吸烟量越大、吸烟时间越长，则发生胃癌的风险就越大。烟草燃烧产生的烟雾和焦油中含有多环芳烃、苯丙芘、亚硝基化合物等多种致癌物。这些有害物质会随着唾液进入胃内，直接刺激胃黏膜，引起黏膜下血管收缩、痉挛，胃黏膜出现缺血、缺氧，促进了胃炎、胃溃疡的发生，并延缓其愈合，可能引起癌前病变。近年来的一项研究发现水烟和吸食鸦片也是胃癌及癌前病变的危险因素。即使自己不抽烟，但长期暴露在吸烟环境中，被动吸入大量二手烟，则发生胃癌的风险也同样大。因此，戒烟有利于

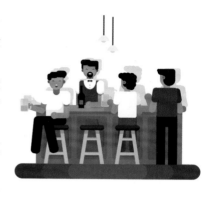

预防胃癌的发生，为了自己和家人的健康，应尽早戒烟，并远离二手烟。

　　饮酒也是胃癌发生的危险因素，而且饮酒量越大、饮酒时间越长，发生胃癌的风险就越大。酒精可以直接损伤胃黏膜屏障，并导致机体更容易感染幽门螺杆菌，而通过前面的介绍我们已经了解，Hp 感染是胃癌最重要的致癌因素之一。此外，酒精及其代谢产物乙醛可以影响细胞内氧化应激和 DNA 甲基化水平，干扰正常的细胞存活与损伤修复，引起胃黏膜糜烂、出血等表现，长此以往也能导致癌变。因此，应避免长期大量饮酒，切莫贪杯！切忌"烟酒不分家"！

（郭洪雷）

⑰ 经常熬夜、心理压力过大和胃癌有关系吗

　　失眠、焦虑是巨大精神压力下的一种表现，而在当今快节奏的社会环境下，几乎所有人或多或少都会有焦虑的情况。随着医学模式逐渐从传统的生物医学模式转变为生物－心理－社会医学模式，人们越来越多地认识到社会心理因素对恶性肿瘤的发生、发展及转归有着深刻的影响。

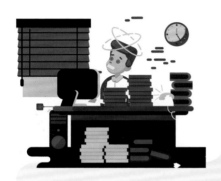

社会心理因素指的是心理应激源，如负性事件（失去亲人、婚姻生活不和谐）、工作过于紧张、生活压力大、紧张、忧虑；对他人的愤怒无法发泄；极为强烈的自卑感，妄自菲薄。这些社会心理因素可以引发抑郁、焦虑等问题。研究表明，长期具有抑郁、焦虑等不良心理状态可能与胃癌的发生有密切关系，而外向型性格、积极进取的态度、融洽的社会关系以及较少的心理冲突有助于预防胃癌的发生。我们的免疫系统就像大楼中巡逻的警卫，时刻监视着体内有无细胞癌变，一旦发现就及时杀死和清除癌变细胞。一般认为，长期的忧郁悲伤和精神创伤可影响人体免疫系统功能，导致免疫监视能力下降，最终使得癌症发生的风险增加。

与此同时，我们也应该认识到，压力过大与胃癌的发生只是具有相关性，两者并非有必然的因果联系。因此，在出现短时间的心理状态波动和工作压力增大时，不必过于忧虑肿瘤的发生。只要积极调整自己的心态，做好胃癌早期筛查工作，其发生是可防可控的。

（蒋　熙）

18 胃癌会遗传吗

癌症会遗传吗？这是一个人们普遍关心的问题。一个家族中的多个家庭成员发生癌症的情况在日常生活中屡见不鲜，但这并不一

定是遗传引起的，可能有几方面
的原因。

- 可能仅仅是一个巧合。
- 可能是因为家庭成员生活
在相似的环境或者有相似的生活
习惯，如喜欢抽烟或酗酒、不健
康的饮食方式等。
- 可能家庭成员的遗传因素
所致。

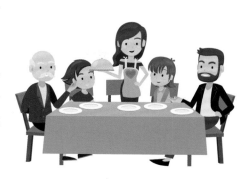

　　胃癌的家族高发趋势一直以来是人们关注的重点。研究发现
大约 10% 的胃癌患者有家族多发情况。胃癌患者的一级亲属发生
胃癌的概率比一般人高。胃癌虽具有一定程度上的遗传易感性，
可在直系亲属中遗传胃癌的易感基因，但这种遗传并不是直接的
癌症遗传，而是遗传继承了亲属更容易患胃癌的特性。胃癌的发
生是内外因素共同作用的长期过程，单独的基因变化并不足以引
发胃癌。

　　胃癌的遗传学筛查近年来持续受到关注。尽管大多数胃癌被
认为是散发性的，但估计仍有 5% ～ 10% 的患者受家族因素影响，
3% ～ 5% 的患者具有遗传性的胃癌易感综合征。胃癌临床实践
指南中也明确了胃癌遗传风险评估的重要性，确定了"胃癌高风
险综合征"的评估标准，包括以下内容：

- 在家族中有相关胃癌基因的突变。
- 有 1 名 <40 岁的家族成员诊断为胃癌。
- 在一级或二级亲属中有 2 名家族成员诊断为胃癌，其中有
1 名 <50 岁。
- 在一级或二级亲属中有 3 名家族成员（不考虑年龄）诊断
为胃癌。
- 有 1 名 <50 岁的家族成员同时诊断为胃癌和乳腺癌。

● 有 1 名家族成员诊断为胃癌，同时在一级或二级亲属中又有 1 名诊断为乳腺癌，其中 1 名 <50 岁。

因此，如果家族中有直系亲属患有胃癌或其他肿瘤病史，我们应格外重视胃癌的预防和筛查，注意自己身体的不适变化，每年按时检查身体，如有不舒服及时去医院就诊。

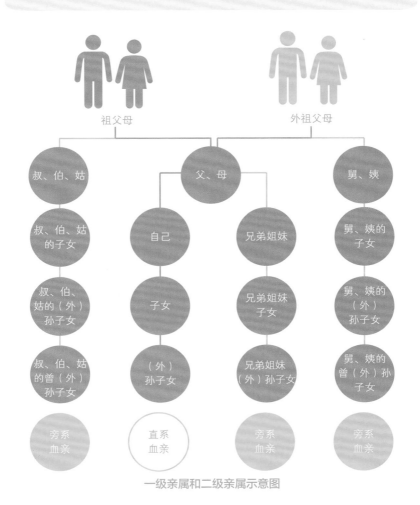

一级亲属和二级亲属示意图

一级亲属：一个人的父母、子女以及兄弟姐妹（同父母）。

二级亲属：一个人的叔、伯、姑、舅、姨、祖父母、外祖父母。

（蒋　熙）

⑲ 预防胃癌，我们应该如何做

胃癌的预防重点在于三个方面。第一，定期筛查，及时发现癌前病变；第二，避免长期口服对胃刺激性较大的药物；第三，改善生活方式，尽量避免引起胃癌的诱发因素。建立良好的生活习惯，避免胃癌高危因素，如果发现癌前病变，及时积极治疗。包括如下具体措施：

- 多吃新鲜的蔬菜和水果，供给足够的维生素和矿物质：蔬菜水果中富含维生素 C 等抗氧化剂，可抑制 N- 亚硝基化合物等致癌物质的形成，是胃癌发生的抑制因素。

- 限制酒精等刺激性食物的摄入：饮酒是胃癌发病的一个危险因素，胃癌的发病与饮酒所含的酒精含量明显相关，大量饮酒可引起胃癌。

- 戒烟：吸烟与胃癌发生风险呈剂量相关，也就是吸烟量越大、吸烟时间越长发生胃癌的风险就越大。烟草的烟雾和焦油中含有多环芳烃、苯丙芘、亚硝基化合物、环氧化物、尼古丁等多种致癌物，这些有害物质会随着唾液进入胃，引起黏膜下血管收缩、痉挛，胃黏膜缺血、缺氧症状，长此以往，促进胃炎、溃疡的形成和胃黏膜癌变。

- 限制高盐饮食和盐渍食品的摄入：每日摄

盐超过 10 g 会明显增加胃癌发病率。高浓度盐刺激胃黏膜，破坏胃黏膜屏障，因而具有引起胃炎和促进胃致癌原的作用。同时，高盐及盐渍食物中还含有大量的硝酸盐，在胃内被还原并与食物中的胺结合后形成具有致癌作用的 N- 亚硝基化合物，具有极强的致癌性。

● 养成合理的饮食习惯：现代社会中，快节奏的生活方式容易使人养成吃饭速度快、饮食不规律和暴饮暴食等不良饮食习惯。这些饮食习惯导致损伤上消化道内壁黏膜的频率增加，长期可引起慢性胃炎和不典型增生，是引发癌变的重要因素。

● 适时根除幽门螺杆菌：胃癌是幽门螺杆菌（Hp）感染的严重后果之一，但并不是感染了这个细菌就一定会得胃癌，只是可能增加了胃癌发生的风险。对于患有慢性胃炎、消化性溃疡、肠上皮化生等胃部病变的人群，根除 Hp 能有效减轻胃部不适与消化不良等症状，还能预防胃癌的发生。

● 运动有益于身心健康，可以强身健体，改善身体功能，对预防癌症有一定的作用。经常运动的人往往体质较好，很少生病，这是因为运动可以提高机体免疫功能。而且，运动过程中呼吸频率加快，身体出汗增多，通过体内气体的交换和汗液的排出，能排出更多积存在体内的亚硝酸盐等致癌性毒物。有研究也报道运动能提高机体清除一种"坏物质"——自由基的能力。人体清除自由基的能力强了，也能在一定程度上预防癌症。

● 定期胃肠镜检查：筛查消化道肿瘤是预防癌前病变及早期胃癌进一步向中晚期胃癌发展的重要手段。从日本的筛查经验来看，积极有效的胃癌早期筛查可以使胃癌早期诊断率到达 60% 以上，而 95% 以上的早期胃癌患者可以实现根治，极大提高了患者的生活质量和寿命。

（蒋　熙）

参考文献

[1] 廖专，孙涛，吴浩，等.中国早期胃癌筛查及内镜诊治共识意见（2014年，长沙）[J].中华消化杂志，2014，34（7）：433-448.

[2] 杜奕奇，蔡全才，廖专，等.中国早期胃癌筛查流程专家共识意见（草案）（2017年，上海）[J].中华健康管理学杂志，2018，12（1）：8-14.

[3] 李岩.幽门螺杆菌检测方法[J].中国实用内科杂志，2002，22（1）：15-16.

[4] 金明哲.幽门螺杆菌检测方法研究进展[J].检验医学与临床，2012，9（9）：1099-1101.

[5] 王江滨，杜奕奇，吕农华，等.第五次全国幽门螺杆菌感染处理共识报告[J].中华消化杂志，2017，37（6）：364-378.

[6] 刘付俊业，李俊达，胡桂花，等.幽门螺杆菌根除失败后的耐药情况分析[J].中国医药导报，2020，17（8）：60-63.

[7] 任小英，李雪宏，张淑贞，等.根除幽门螺杆菌，从合理使用抗生素做起[J].新发传染病电子杂志，2020，5（1）：38-42.

[8] 王佳静，邵洲杰，叶鸿雁.幽门螺杆菌传播和定植机制研究进展[J].检验医学，2020，35（3）：282-286.

[9] Urita Y, Watanabe T, Kawagoe N, et al. Role of infected grandmothers in transmission of Helicobacter pylori to children in a Japanese rural town [J]. J Paediatr Child Health, 2013, 49（5）：394-398.

[10] Hooi JKY, Lai WY, Ng WK, et al. Global Prevalence of Helicobacter pylori Infection: Systematic Review and Meta-Analysis [J]. Gastroenterology, 2017, 153（2）：420-429.

[11] Singh S, Jha HC. Status of Epstein-Barr Virus Coinfection with Helicobacter pylori、in Gastric Cancer [J]. J Oncol, 2017, 2017: 3456264.

[12] 万毅，徐勇勇，薛富波，等.幽门螺杆菌感染家庭聚集的 Meta 分析[J].第四军医大学学报，2003，24（1）：58-59.

[13] Singh V, Trikha B, Vaiphei K, et al. Helicobacter pylori: evidence for spouse-to-spouse transmission [J]. J Gastroenterol Hepatol, 1999, 14（6）：519-522.

［14］ 朱晓援，丛川. 配偶共同治疗幽门螺杆菌根除效果观察［J］. 浙江预防医学，2007，19（4）：94.

［15］ Takezaki T，Gao CM，Wu JZ，et al. Dietary protective and risk factors for esophageal and stomach cancers in a low-epidemic area for stomach cancer in Jiangsu Province，China: comparison with those in a high-epidemic area［J］. Jpn J Cancer Res, 2001, 92（11）: 1157–1165.

［16］ Loh YH，Jakszyn P，Luben RN，et al. N-Nitroso compounds and cancer incidence: the European Prospective Investigation into Cancer and Nutrition（EPIC）-Norfolk Study［J］. Am J Clin Nutr, 2011，93（5）：1053–1061.

［17］ Jakszyn P，Bingham S，Pera G，et al. Endogenous versus exogenous exposure to N-nitroso compounds and gastric cancer risk in the European Prospective Investigation into Cancer and Nutrition（EPIC-EURGAST）study［J］. Carcinogenesis，2006，27（7）：1497–1501.

［18］ Takahashi M，Hasegawa R. Enhancing effects of dietary salt on both initiation and promotion stages of rat gastric carcinogenesis［J］. Princess Takamatsu Symp，1985，16: 169–182.

［19］ Charnley G，Tannenbaum SR. Flow cytometric analysis of the effect of sodium chloride on gastric cancer risk in the rat［J］. Cancer Res，1985，45（11 Pt 2）：5608–5616.

［20］ Larsson SC，Orsini N，Wolk A. Processed meat consumption and stomach cancer risk: a meta-analysis［J］. J Natl Cancer Inst，2006，98（15）：1078–1087.

［21］ Fox JG，Dangler CA，Taylor NS，et al. High–salt diet induces gastric epithelial hyperplasia and parietal cell loss，and enhances Helicobacter pylori colonization、in C57BL/6 mice［J］. Cancer Res，1999，59（19）：4823–4828.

［22］ D'Elia L，Rossi G，Ippolito R，et al. Habitual salt intake and risk of gastric cancer: a meta-analysis of prospective studies［J］. Clin Nutr，2012，31（4）：489–498.

［23］江莱. 胃癌与辛辣饮食关系的研究进展［J］. 中国慢性病预防与控制，2014，22（3）：363-364.

［24］Arnault I, Auger J. Seleno-compounds in garlic and onion［J］. J Chromatogr A, 2006, 1112（1-2）:23-30.

［25］Setiawan VW, Yu GP, Lu QY, et al. Allium vegetables and stomach cancer risk in China［J］. Asian Pac J Cancer Prev, 2005, 6（3）:387-395.

［26］Zhou Y, Zhuang W, Hu W, et al. Consumption of large amounts of Allium vegetables reduces risk for gastric cancer in a meta-analysis［J］. Gastroenterology, 2011, 141（1）:80-89.

［27］Bray F, Ferlay J, Soerjomataram I, et al. Global cancer statistics 2018: GLOBOCAN estimates of incidence and mortality worldwide for 36 cancers in 185 countries［J］. CA Cancer J Clin, 2018, 68（6）: 394-424.

［28］Ladeiras-Lopes R, Pereira AK, Nogueira A, et al. Smoking and gastric cancer: systematic review and meta-analysis of cohort studies［J］. Cancer Causes Control, 2008, 19（7）:689-701.

［29］Sadjadi A, Derakhshan MH, Yazdanbod A, et al. Neglected role of hookah and opium in gastric carcinogenesis: a cohort study on risk factors and attributable fractions［J］. Int J Cancer, 2014, 134（1）:181-188.

［30］Tramacere I, Negri E, Pelucchi C, et al. A meta-analysis on alcohol drinking and gastric cancer risk［J］. Ann Oncol, 2012, 23（1）:28-36.

［31］Ma K, Baloch Z, He TT, et al. Alcohol consumption and gastric cancer risk: a meta-analysis［J］. Med Sci Monit, 2017, 23: 238-246.

胃癌有哪些表现？能否早期诊断

20 早期胃癌有哪些表现？为什么好多人一发现就是中晚期癌

　　首先，对胃癌早期、中晚期的界定在于确定癌组织在胃壁中浸润的深度、范围，一旦突破胃黏膜下层进入肌层，便称为中晚期（进展期）胃癌。胃癌及癌前病变发现越早，治疗越早，越容易根治，治疗的创伤也越小。然而，早期胃癌的临床表现并不明显，具有隐蔽性，缺乏具有特征的表现，可间断发生并长期存在。主要临床表现有上腹饱胀、隐痛、食欲不振、嗳气、反酸，甚至可能无任何症状。患者多认为以上症状是由于自己最近饮食习惯改变或压力较大，或可能与慢性胃炎、消化不良等常见病相

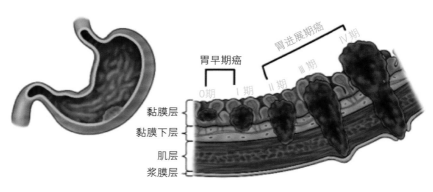

胃癌的浸润深度和临床分期

关，很少有患者会将这些症状与胃癌挂钩，加以重视。而当出现吞咽困难、呕吐、消瘦、贫血、黑便、呕血、淋巴结（锁骨上或腋下）肿大等表现再去就诊时，胃癌已经进展到中晚期。

胃癌除缺乏早期特征性症状外，也没有非常有效的化验指标可以诊断，主要依赖胃镜检查才能发现病变。一方面，早期胃癌患者通常无症状或仅有轻微的消化不良症状，难以让人们引起足够的重视，从而积极前往医院就诊；另一方面，胃镜检查痛苦的过程、昂贵的价格、漫长的预约排队，让很多患者望而却步。此外，胃镜检查并不是一劳永逸的，就算是暂时没有任何症状的胃癌高风险人群，也有定期复查胃镜的必要，这样又导致一部分人因为嫌麻烦而不进行检查。很多人信奉"我的胃很好""没毛病""吃的香"，以为没有症状就不需要检查胃镜，实际上是错误的观念。殊不知，正是这种不健康的理念，给了胃癌得以发生、发展的机会。由于以上种种原因，许多患者不知道需要就诊、不愿意就诊或就诊后长时间的拖延，非要等到出现明显不适症状再去就诊，进而导致很多患者一发现就是中晚期胃癌。

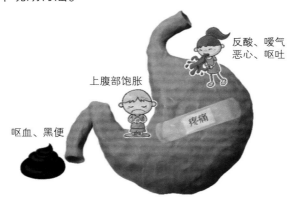

反酸、嗳气
恶心、呕吐

上腹部饱胀

疼痛

呕血、黑便

胃癌的临床表现

（茹　楠）

㉑ 呕血、大便发黑是得了胃癌吗

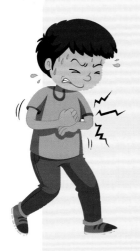

不一定！

首先我们需要搞清楚呕血、大便发黑（黑便）是怎么回事。呕血是指患者呕吐出带血的胃容物，即"吐血"。呕吐物的颜色可以提示出血的量、血液在胃内停留的时间以及出血的部位。出血量多、在胃内停留时间短、位于食管则血色鲜红或暗红；出血量较少或在胃内停留时间长，呕吐物可呈咖啡渣样棕褐色。呕血的同时因部分血液经肠道排出体外，可同时有便血或黑便。那么，大便发黑又是怎么回事呢？主要是血液里的含铁血红蛋白被肠道的硫化物作用，产生化学作用引起颜色变黑，有时吃了动物血、铋剂也会发黑。消化道出血所致黑便常因附有黏液而发亮，类似柏油，可闻及血腥味。呕血、大便发黑是上消化道出血的典型表现。

那么，哪些原因可能引发上消化道出血呢？上消化道出血分为两大类：静脉曲张性出血和非静脉曲张性出血。前者主要为肝硬化所致食管胃底静脉曲张破裂所致，患者多有肝硬化、食管胃底静脉曲张的病史。如患者进食较硬食物损伤曲张的静脉，或曲张静脉压力过高，可导致静脉破裂引发大量出血。这种情况往往出血量较大，可能有呕吐鲜红血液的情况。

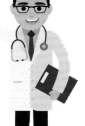

非静脉曲张性出血最常见的原因是消化性溃疡。如溃疡伤及血管，也会引发消化道出血的症状，其出血量与溃疡的位置、深度等相关。其他原因还包括上消化道肿瘤、应激性溃疡、急慢性上消化道黏膜炎症等。近年来服用非甾体类消炎药，尤其是阿司匹林或其他抗血小板聚集药物，也逐渐成为上消化道出血的重要病因。其他少见的病因还包括有食管黏膜撕裂症、消化道血管畸形等。某些全身性疾病，如凝血机制障碍，也可引起消化道出血。

另外，如仅发现大便发黑而无其他不适，可能与近期服用的食物药物相关：服用铋剂、铁剂、炭粉及中药等药物也可使粪便变黑，但一般为灰黑色无光泽；食用动物血、猪肝等也可使粪便呈黑色，但没有血腥味。鉴别困难时，可通过隐血试验鉴别。

因此，呕血、黑便等上消化道出血症状，并不一定是得了胃癌！但呕血、黑便症状应引起患者极大重视。患者应及时前往医院，结合相关病史以及内镜检查，由医生做出明确诊断及治疗。

（茹　楠）

22 什么是胃癌高危人群

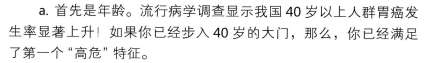

对胃癌有了初步的了解后，大家心中可能都有这样的疑问：我会得胃癌吗？我得胃癌的风险高吗？

根据以下几点，可以判断自己是不是属于胃癌高危人群。

a. 首先是年龄。流行病学调查显示我国 40 岁以上人群胃癌发生率显著上升！如果你已经步入 40 岁的大门，那么，你已经满足了第一个"高危"特征。

b. 住在哪里。在我国，山东省临朐县、辽宁省庄河市、福建省长乐县、甘肃省武威县、江苏省扬中市等是最具代表的胃癌高发地区，其问题就出在"地方特色"的盐渍类饮食上，高危地区居民必须提高防胃癌意识。

c. 带"菌"者。幽门螺杆菌（Hp）感染也是胃癌的元凶之一，有慢性胃病者应及时检测，诊断阳性者应在医生指导下根除治疗。

d. 以前胃健康吗。如果既往患有慢性萎缩性胃炎、胃溃疡、胃息肉、手术后残胃、肥厚性胃炎、恶性贫血等胃的癌前疾病，更应该警惕胃癌的发生。

e. 家族史。一级亲属中有胃癌患者，也敲响了"高危"的警钟。

f. 生活习惯是否健康。是否常摄入高盐、腌制饮食？是否吸烟、重度饮酒？与胃癌风险相关的不良生活习惯也是需要关注的方面。

根据《中国早期胃癌筛查流程专家共识意见（草案）（2017 年，上海）》，满足 a 及 a～f 任意一条的人群，就满足了进行胃癌筛查的标准，可通过胃镜等进行筛查。

然而目前，我国尚未推行大规模人群胃癌筛查计划。由于我国人口基数大，且作为胃癌诊断"金标准"的胃镜检查属侵入性检查，费用较高，需投入大量人力资源，人群接受度较低，难以用于我国胃癌的大规模普查。2019 年，在海军军医大学附属长海医院李兆申院士的牵头下，中国胃肠早期癌症防治联盟（GECA）构建了一种预筛工具，可在进行胃镜检查前对胃癌高危人群进行识别，提高我国胃镜下胃癌检出的效率。该预测工具包括性别、年龄、PGI/II 比值、胃泌素 -17（G-17）水平、Hp 感染、腌制食品和油炸食品等 7 个变量，评分越高，胃镜检出胃癌的可能性越高。

（茹　楠）

23 哪些人群建议做胃癌筛查

是否需要进行胃癌筛查，临床上最为重要且易判定的因素是年

龄。胃癌的发病率随年龄增长而升高，40 岁以
下人群发病率较低。 我国人群在 40 岁后
发病率明显上升，达到峰值后逐渐缓慢
下降，30 岁以下发病较少见；30 岁前
胃癌死亡病例更为少见。多数亚洲国
家设定 40 ～ 45 岁作为胃癌筛查的
起始临界年龄，胃癌高发地区如日
本、韩国等将胃癌筛查人群年龄提前
至 40 岁。我国 40 岁以上人群胃癌发生

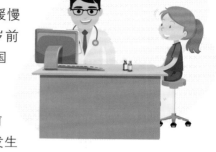

率显著上升，因此建议以 40 岁（男女不限）作为胃癌筛查的起始
年龄。

除了年龄因素以外，胃癌高危人群也应尽早且定期行胃癌筛
查。我国胃癌高危人群指生活在中国胃癌高发病率地区超过 3 年；
有幽门螺杆菌感染史；有胃癌家族史；存在胃癌的危险因素如高盐
饮食、经常摄入腌制食品、吸烟和重度饮酒等。中国胃癌高发病率
地区是指胃癌发病率超过 30/10 万人的地区，如辽宁、福建、甘肃、
山东、江苏等地。以胃癌高发地区的分布来看，其高发病率有可能
与饮食相关，这些地区的居民食用高盐及腌制食品较多，如肉类腌
制品、咸鱼、腌制蔬菜和海产品等。

此外，如果医生曾经给您诊断为胃癌癌前病变或癌前状态，定
期胃癌筛查也十分有必要。目前我们认为胃癌的发生不在一朝一
夕，而是要经历下面这个漫长的旅程：正常胃黏膜→浅表性胃炎→
萎缩性胃炎→肠化生→ 异型增生（上皮内瘤变）→胃癌。胃黏膜萎
缩、肠化和上皮内瘤变是胃癌发生的独立危险因素，为胃癌的发生
提供了基础条件，且范围累及全胃的重度慢性萎缩性胃炎（伴或不
伴肠化）具有更高的胃癌发生风险。

（周显祝）

㉔ **目前我国早期胃癌筛查有哪些方法？ 最可靠的是哪种**

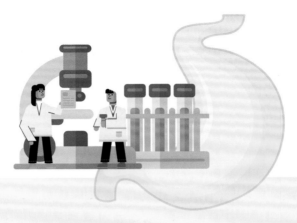

　　癌症发现越早，治疗效果越好。那么对于普通大众，怎样才能做到癌症的早发现呢？答案是积极响应胃癌的早期筛查。目前的筛查手段包括胃镜筛查、血清学筛查、上消化道钡餐筛查。其中胃镜检查是发现早期胃癌最重要且可靠的手段，胃镜检查结合黏膜活检是目前诊断胃癌的"金标准"。胃镜检查可直观、准确地发现微小胃黏膜病灶，广泛用于人群体检和疾病筛查，有利于提高我国早期胃癌的诊断率。但我国人口基数庞大，筛查目标人群可达数亿人之多，而内镜医师相对缺乏，国内指南推荐先采用非侵入性的诊断方法（血清学检验）筛选出胃癌高风险人群，然后再进行有目的的胃镜精查。

　　（1）胃镜筛查

　　胃镜应用广泛，具有高准确性，可同时进行诊断性活检和治疗，诸多优势使其成为诊断上消化道疾病的首选方法。但相比血清学筛查，胃镜筛查成本相对较高，有一定的痛苦，需要较多的内镜设备和内镜医师，这些不足阻碍了其在临床大规模筛查中的应用。但现在有一种可以代替胃镜的磁控胶囊胃镜，没有痛苦，相

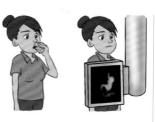

当于"孙悟空"钻到人的肚子里，用摄像头在胃里拍照，目前准确率已经超过90%。

（2）上消化道钡餐造影筛查

钡餐造影即消化道钡剂造影，是指口服摄入硫酸钡造影剂后，在 X 线照射下显示消化道有无病变的一种检查方法，可对整个消化道，尤其是上消化道进行清晰显像。因为硫酸钡不溶于水和脂质，所以不会被胃肠道黏膜吸收，因此对人基本无毒性。但是吞钡检查不像胃镜能直观地看到胃黏膜，它仅仅通过观察消化道的轮廓诊断食管裂孔疝、贲门失弛缓症、进展期胃癌、胃溃疡、消化道畸形等疾病，但可能遗漏微小的病灶如早癌、慢性胃炎，并且同样对病变部位无法取材活检。其次检查时间较长，需要患者配合吞钡并频繁改变体位。最后检查完毕后需要大量饮水，尽快排出钡餐。目前由于消化道内镜技术的普及和发展，钡餐筛查开展数量已逐年下降。

（3）血清学方法

目前血清学方法主要检测指标包括血清胃蛋白酶原Ⅰ（pepsinogen Ⅰ，PGⅠ）、血清胃蛋白酶原Ⅱ（pepsinogen Ⅱ，PGⅡ）、PGI/Ⅱ 比值、胃泌素 -17（gastrin 17，G-17）等。血液中PG Ⅰ 水平和 PGI/Ⅱ 比值可以反映胃体萎缩的情况，PGI 水平越低、PGI/Ⅱ 比值越低，则胃体萎缩越严重。血清 G-17 水平取决于胃内酸度和胃窦中 G 细胞的数量，因此 G-17 水平变化可以反映胃窦部萎缩的情况。以上血清学指标用于检测萎缩性胃炎这一胃癌危险因素，并非直接对胃癌进行筛查，因此常和 Hp 等其他指标结合识别胃癌高危人群，血清学筛查识别的胃癌高危人群后续仍需进一步做胃镜进行精查。

（周显祝）

25 抽血化验肿瘤标志物能诊断胃癌吗？能预测胃癌发生风险吗

随着生活水平的提高，人民群众对身体健康的关注度日益提高，对各类健康检查的舒适性也提出越来越高的要求。我们通常说的"抽血化验"在各类检查中由于其创口小，不适感轻，受到民众的广泛青睐。那么，抽血化验可以诊断胃癌吗？这就不得不提到肿瘤标志物。

什么是肿瘤标志物？胃肠道肿瘤标志物有哪些？肿瘤标志物升高有什么意义？

简单地说，肿瘤标志物指在肿瘤患者的血液、体液、细胞或组织中显著升高的一类物质，对肿瘤的筛查、诊断、治疗效果、监测复发以及预后评价具有一定的价值。胃肠道肿瘤标志物种类繁多，最常见的有癌胚抗原（CEA）、CA19-9 和 CA724。CA724 升高多见于胃癌，而 CEA、CA19-9 升高可见于胃癌和结直肠癌等。多个标志物均升高对肿瘤的诊断更有价值，其中 CA724 和 CA19-9 均升高者患有胃癌的概率更高，但其并不能预测胃癌的发生。同样，肿瘤标志物也不适用于早期胃肠道肿瘤的筛查。也就是说，肿瘤标志物升高不等于患有肿瘤，而肿瘤患者也不一定都有肿瘤标志物的升高，升高者多见于中晚期或已发生转移的肿瘤患者。

肿瘤标志物升高受多种因素影响，主要为：

- 肿瘤，如 CA724、CEA 升高提示胃癌、肠癌可能。
- 良性病变，如慢性肝病者常伴有 AFP、CEA 升高，妇科炎症可导致 CA125 升高，胆囊炎及胆道结石可出现 CA19-9 升高等。

- 生理变化，如怀孕期间甲胎蛋白（AFP）、CA125 等会出现生理性升高。
- 不良生活习惯，如吸烟可导致 CEA 升高。
- 某些药物、胸腺肽等生物制剂可导致肿瘤标志物短期升高，停用药物后又会恢复正常水平。因此，肿瘤标志物轻度升高不一定有问题，一些良性疾病如消化性溃疡、胆囊炎、胃炎、结肠炎也有可能引起肿瘤标志物的升高。胃肠肿瘤确诊的"金标准"为组织病理学检查，依赖内镜检查和黏膜活检。肿瘤标志物的分析要结合具体临床情况，从多个角度比较，才能得出客观真实的结论。肿瘤标志物只是肿瘤的辅助诊断指标，同时肿瘤标志物正常也不能完全排除肿瘤，肿瘤早期阶段很可能无标志物升高。

综上所述，抽血化验肿瘤标志物既不能诊断胃癌，也不能预测胃癌的发生风险，仅仅对诊断具有提示作用，或者用于监测肿瘤治疗后是否复发。所以一旦查出肿瘤标志物升高，应当正确看待，既不必过分紧张，也不可掉以轻心。

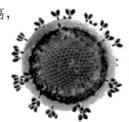

（周显祝）

㉖ 什么是胃镜精查？ 哪些人建议做胃镜精查？ 多久一次

所谓胃镜精查，就是在清洁的胃内准备和良好的胃镜操作基础上，对食管、胃、十二指肠黏膜进行"地毯式搜索"，一旦发现可疑病灶，则利用染色和放大等内镜辅助技术（"火眼金睛"）进行进一步观察，并针对局灶病变进行靶向精准活检病理检查，让早癌"无所遁形""无处藏匿"。很多情况下，胃癌在早期阶段非常隐蔽，仅仅表现为黏膜和血管的微小异常，在做胃镜时如果不仔细观察很容易漏诊，再发现时很有可能病变已到中晚期，错过微创治疗的机会。

　　相比普通胃镜检查，胃镜精查的检查时间会延长至 15 ～ 30 分钟。高质量的胃镜精查是发现早期胃癌的最后一步，也是最重要的一步。多种因素可能影响胃镜检查的质量，如检查前准备情况（去除胃内黏液、气泡、残渣）、内镜医师的经验、检查时间长短、内镜设施、患者的配合度等。因此，规范的内镜检查程序和认真细致的观察对于早期发现胃癌至关重要。

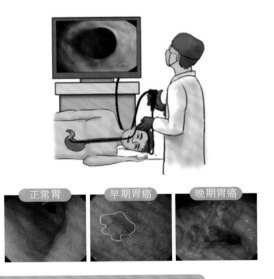

正常胃　　　早期胃癌　　　晚期胃癌

对于以下人群，我们建议做胃镜筛查：

● 既往检出胃、食管癌前病变者：患有萎缩性胃炎、肠上皮化生、胃黏膜上皮内瘤变（包括低级别上皮内瘤变和高级别上皮内瘤变）、胃息肉、胃或食管溃疡、巴雷特食管等。

● 中国高危胃癌人群：指生活在中国胃癌高发病率地区超过 3 年；有幽门螺杆菌（Hp）感染史；有胃癌家族史；有不良饮食习惯如高盐饮食、经常摄入腌制食品、吸烟和重度饮酒。中国胃癌高发病率地区是指胃癌发病率超过 30/10 万人的地区，如辽宁、福建、山东等地。

●胃癌血清学筛查后提示的高危人群：前文已经介绍过，胃蛋白酶原Ⅰ（PGⅠ）、胃蛋白酶原Ⅱ（PGⅡ）和胃泌素 -17（G-17）能够反映胃体和胃窦萎缩的情况，Hp 抗体能反映患者是否有 Hp 感染。胃黏膜萎缩是胃癌癌前状态，而 Hp 感染是胃癌最重要的致病因素之一，李兆申院士团队根据年龄、性别和三个血清学指标：Hp 抗体、PGⅠ/PGⅡ比值、G-17 共 5个变量，构建了我国胃癌高风险人群预测模型（评分规则见表 2）。评分 0～11 分的为低危人群，12～16 分的为中危人群，17～23 分的为高危人群，中危和高危人群均推荐进行胃镜精查。

表 2　我国胃癌高风险人群预测评分规则

变量	类别	分值	变量	类　别	分值
年龄（岁）	40～49	0	Hp 抗体	无	0
	50～59	5		有	1
	60～69	6	PRG	≥ 3.89	0
	>69	10		<3.89	3
性别	女性	0	G-17（pmol/L）	≤ 1.50	0
	男性	4		1.50～5.70	3
				>5.70	5
总分　0～23 分					

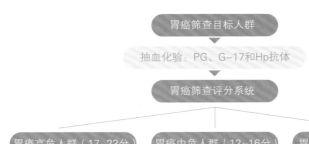

我国目前推荐的胃癌筛查流程

那么胃镜精查应该多久做一次?

累及全胃的重度慢性萎缩性胃炎建议每1～2年1次精查胃镜,轻中度、局限于胃窦的慢性萎缩性胃炎建议每3年复查。肠化的随访策略取决于胃黏膜萎缩的严重程度,伴有肠化的轻中度萎缩性胃炎可每2～3年复查胃镜。对于低级别上皮内瘤变,需要进行密切随访(1年复查1次精查胃镜)。随访时若未发现胃黏膜明显病灶,后续则只需要定期复查随访(1～2年复查1次 胃镜); 高级别上皮内瘤变是具有恶性特征的黏膜病变,很有可能发展为浸润性的胃癌,要短期内再次进行胃镜精查(3～6个月内复查)。大多数高级别上皮内瘤变可以进行内镜下治疗。

(周显祝)

27 如何看懂胃镜和胃黏膜病理报告

胃镜检查能够让医生直观地看到胃内的情况,医生可以与患者胃黏膜的各种病变"面对面"地完成检查,因此胃镜检查已经成为胃部早癌最核心和最重要的检查手段。随着胃镜检查的日益普及,胃镜检查结果的解读就是广大患者和家属们十分关心的问题了。很多时候，患者（家属）手里拿着胃镜报告，面对一张张自己的胃内"照片"和医生的专业术语描述往往无所适从。通常情况下，患者可以拿着胃镜报告咨询消化科医生，同样，您也可以学会自己阅读胃镜报告单。

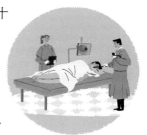

　　胃镜检查的报告单一般分为三个部分，第一部分是一组内镜医师给患者的胃拍的照片，通常医生会在一些标志性的部位进行拍照。此外，如果在检查过程中发现异样，也会集中对该部位进行留图记录，这主要是为了便于内镜医师和门诊医生能够直观看见胃内黏膜的情况。第二部分是胃镜所见情况的文字描述，其实就是内镜医师结合拍照观察的情况，用专业术语和步骤将检查过程描述记录下来，这是检查医师的客观记录，通常不带有主观的判断。这部分内容包括对食管、胃底、胃体、胃角、胃窦、十二指肠球部、十二指肠降部等消化道各部位的镜下情况。在这个过程中，内镜医生会对这些部位的形态、黏膜色泽、充血情况、是否有新生物、是否有糜烂、是否有溃疡、是否有出血等方面进行详细的观察、评估和记录，如发现溃疡的话，医生会进一步描述溃疡的大小、边缘情况、程度分级等，又如发现新生物（肿块）的话，医生会记录下新生物的大小、形态、累及范围、质地、充血水肿情况等。第三部分是胃镜诊断结果，一般写在检查报告的最后，内镜医生根据之前的观察结果结合自己的专业知识对胃部做出的判断，这往往也是患者（及家属）们最关心的部分。这部分内容往往都是结论性的东西，如反流性食管炎、慢性胃炎、胃溃疡、胃息肉、胃癌等。

　　有时候，对于某些不典型病变或者目视下怀疑恶变的，单纯通过胃镜"面对面"的拍照检查不能够满足诊断需要的时候，他们

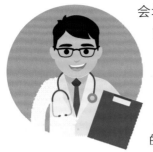

会增加一项胃黏膜组织学检查来进一步明确病变的性质。打个比方，就像我们平时挑选西瓜，有时候会开一个小口，切下一小片看看西瓜内部是不是真的熟了是一个道理。这个病理活检的结果就是我们的"胃黏膜病理报告"，尤其是对于怀疑有恶性病变可能的情况，病理报告的结果对于正确诊断是至关重要的。

病理报告一般包括三个部分：

第一部分是采取标本来源的位置、数量和大小信息。

第二部分是病理科医生在显微镜下观察每个标本后，进行的客观专业的描述记录，其中包括"细胞浸润""淋巴细胞浸润""伴或不伴肠上皮化生"等专业术语的描述，这部分内容主要是提供给临床医生参考，有时候不做详细的描述。

第三部分内容也是最重要的部分，就是病理诊断部分，这也是患者和临床医生都最为关心的部分。这部分对黏膜标本的性质进行了定性，如是否有腺体萎缩、肠上皮化生、发生上皮内瘤变、癌变等，同时会对程度进行分级，一般 + 表示轻度，++ 表示中度，+++ 表示重度。

通常情况下，胃镜检查的报告和病理报告是互相吻合和相互印证的，但临床医生往往会将两者检查结论结合分析病情。因此，当您不能确定自己的检查结果是否正常，或者发现两者报告存在不吻合的情况，还是应该尽早咨询消化科临床医生，以便能够获得及时的诊断和治疗。

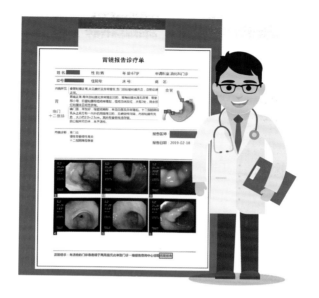

（张 昀）

参考文献

［1］陈世耀，刘天舒，马丽黎.胃癌的早期防治［M］.上海：复旦大学出版社，2009：7-8.

［2］中国医师协会内镜医师分会消化内镜专委会.急性非静脉曲张性上消化道出血诊治指南（2018年，杭州）［J］.中华消化内镜杂志，2019，36（2）：77-85.

［3］唐承薇.呕血便血［M］//万学红，陈红.临床诊断学.3版.北京：人民卫生出版社，2016：45-48.

［4］国家消化系统疾病临床医学研究中心，中华医学会消化内镜学分会，中华医学会健康管理学分会等.中国早期胃癌筛查流程专家共识意见（草案）（2017年，上海）［J］.中华健康管理学杂志，2018，12（1）：8-14.

［5］Cai QC，Zhu CP，Yuan Y，et al. Development and validation of a prediction rule for estimating gastric cancer risk in the Chinese high-risk population: a nationwide multicentre study［J］. Gut，2019，68（9）：1576-1587.

［6］Correa P，Haenszel W，Cuello C，et al. A model for gastric cancer epidemiology［J］. Lancet，1975，2（7924）：58-60.

［7］Shichijo S，Hirata Y，Niikura R，et al. Histologic intestinal metaplasia and endoscopic atrophy are predictors of gastric cancer development after Helicobacter pylori eradication［J］. Gastrointest Endosc，2016，84（4）：618-624.

［8］Chiang TH，Chiu SY，Chen SL，et al. Serum pepsinogen as a predictor for gastric cancer death: a 16-year community-based cohort study［J］. J Clin Gastroenterol，2019，53（5）：e186-e193.

胃癌的治疗方法有哪些？早期能否彻底治愈

28 胃黏膜"萎缩"和"肠化"可以逆转吗？如何治疗？ 多久复查

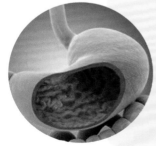

"萎缩"和"肠化"，顾名思义，胃黏膜变得"不正常"了。胃黏膜萎缩和肠化均属于癌前状态，不予治疗干预，发展成胃癌的风险显著高于正常人群。那么检查提示胃黏膜萎缩或肠化，治疗后能否"逆转"成正常胃黏膜呢？

胃黏膜萎缩多与幽门螺杆菌（Hp）感染相关，发现胃黏膜萎缩的患者应及时检测是否有 Hp 感染。血清胃蛋白酶原 I、II 以及胃泌素 -17 的检测可辅助判断胃黏膜有无萎缩及其萎缩的部位。治疗方面，根除 Hp 是治疗慢性萎缩性胃炎的首要措施，可部分逆转胃黏膜萎缩，从而降低胃癌前状态进展为胃癌的风险，也可以配合服用胃黏膜保护剂或中药制剂。合并其他疾病时，应尽可能避免使用对胃黏膜有损伤作用的药物（如阿司匹林等应慎用）。除了积极检查，配合治疗外，患者在情绪方面，无需过于紧张，要正确认识与对待，虽然是癌前状态，但其与胃癌有本质上的差别。饮食方面，应少食油煎、烟熏、腌制等食品，多食新鲜水果、蔬菜，规律健康饮食，戒烟、适当或不饮酒。部分患者萎缩的胃黏膜经治疗后可"逆转"成正常黏膜。此外，对于胃黏膜萎缩的患者，我们建议严格进行胃镜随访。对于轻、中度胃黏膜萎缩，患者可 3 年行 1 次胃镜及病理检查；重度胃黏膜萎缩患者应每 1～2 年行 1 次胃镜及病理检查。需要注意的是，胃黏膜萎缩常与其他癌前病变伴随存在，当伴有肠化或上皮内瘤变时，随访方案应以肠化或上皮内瘤变为主做出调整。

　　肠化指正常胃黏膜上皮被肠型上皮取代。目前尚无逆转胃黏膜肠化的特效药和治疗方法。检测及根除 Hp 仍是预防疾病进展的最佳选择。肠化在饮食生活和药物治疗方面，可参照胃黏膜萎缩。如果胃镜病理报告诊断"肠化"，则建议每 2～3 年复查胃镜并进行病理检查。

　　对于 40 岁以上成人，特别是伴有 Hp 感染，存在胃癌家族史、溃疡病史、息肉病史等，建议将胃镜检查纳入常规体检项目，以便早期发现胃黏膜病变，提高预后。

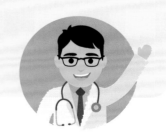

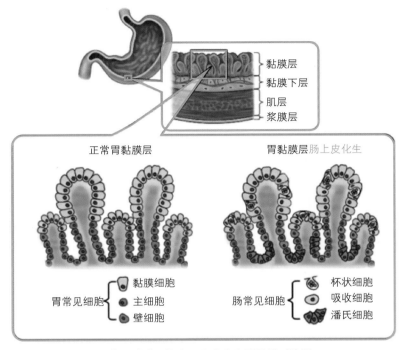

正常胃黏膜和伴有肠上皮化生胃黏膜对比图

（朱惠云）

㉙ 病理报告胃黏膜不典型增生（上皮内瘤变）怎么办

　　刘大爷因腹痛、嗳气等不适就诊行胃镜检查并取胃黏膜组织病理活检，病理报告回报：胃黏膜不典型增生（低级别上皮内瘤变）。看到"瘤"的字眼，大爷立马慌了，以为自己得了癌症。其实，发现胃黏膜上皮内瘤变并不可怕，第一，它并不是癌；第二，大多数情况下都是可以治愈的。

　　胃黏膜不典型增生又称上皮内瘤变或异型增生，指胃黏膜上皮细胞形态学异常，增生活跃，表现为细胞形态多样、大小不等、排列紊乱；上皮细胞核形态不规则，分裂象增多、核大深染、核质比增大。不典型增生是一种病理改变，有别于肠化，肠化可进展为不典型增生。不典型增生根据病变程度可分为轻、中、重度三种。不典型增生与胃癌关系密切，不同严重程度的不典型增生发展成胃癌的可能性分别为：21%、33% 和 57%。其中轻、中度不典型增生又称为低级别上皮内瘤变，重度不典型增生和原位癌称为高级别上皮内瘤变。不同级别上皮内瘤变治疗方法不同。

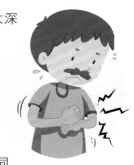

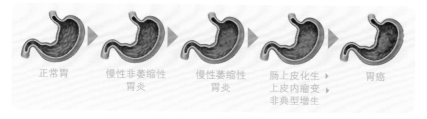

正常胃　　慢性非萎缩性　　慢性萎缩性　　肠上皮化生　　胃癌
　　　　　　　胃炎　　　　　　胃炎　　　　上皮内瘤变
　　　　　　　　　　　　　　　　　　　　非典型增生

　　低级别上皮内瘤变者，应检测并根除幽门螺杆菌（Hp）。有一部分低级别上皮内瘤变患者，根除 Hp、缓解胃黏膜炎症后可自行消除。低级别上皮内瘤变者 1 年内应行 1 次胃镜精查随访，若未发现明显胃黏膜病灶，可无需特殊治疗，每 1～2 年复查 1 次胃镜检查即可；若发现可疑病灶，应视具体情况采取相应治疗。因此，刘大爷的治疗方案也明确了，下一步需要检查有无 Hp 感染，排除或根除 Hp 后，服用胃黏膜保护药物，1 年内复查胃镜精查。

　　高级别上皮内瘤变的胃黏膜病变具有恶性特征，发展为浸润性胃癌的可能性大。因此，高级别上皮内瘤变应按早期胃癌处理，采取积极的治疗方式。首先，应在 3～6 个月内行胃镜精查，联合超声内镜检查判断病变浸润深度。必要时行腹部 CT 检查，排除淋巴结转移及远处转移可能。确诊高级别上皮内瘤变者，可行内镜下微创治疗，将病变整块切除，实现根治。

（朱惠云）

30 发现胃息肉，都需要内镜下摘除吗

提及"胃息肉"，很多患者都会十分紧张，觉得距离癌变不远了，那么现在我们来好好聊聊胃息肉。胃息肉，是指来源于胃黏膜上皮组织的乳头状的突起结构，医学上对它的描述和界定是"良性胃黏膜隆起"，这样，我们总结胃息肉的关键词也就是"良性的""黏膜的"以及"局限的"。如果将我们的胃比作家里有多层结构的墙壁，那么这个"黏膜层"就是墙上表面的腻子涂料层，如果墙壁表面出现不平整，也就形成了"息肉"，这种不平整往往没有影响破坏墙体的结构，而且是比较容易抹平和修缮的。

在临床上的胃息肉可以大体分成四大类：增生性息肉、胃底腺息肉、腺瘤性息肉和特殊类型息肉。其中，我们遇到的大部分息肉属于增生性息肉和胃底腺息肉，是良性的，很少发生癌变，一般认为只有较大的息肉才有更高的癌变风险。另一方面，部分腺瘤性息肉发生癌变的风险相对高一些，概率大约在30%～58.3%，即便如此，这个变化也不是一蹴而就的，而是一个逐渐变化的过程。

胃息肉大多数是良性的，而且它们的进展过程比较缓慢，在这个过程中我们有充裕的时间可以及时"发现它""诊断它"进而"治疗它"。因此，对于胃息肉病，开展早期的内镜筛查和活检十分关键，早期筛查才能早期发现息肉，进行病理活检能够有助于医师进行诊断，而后就可以进行相应的治疗啦。胃息肉的内镜下治疗策略是根据我们的诊断结论

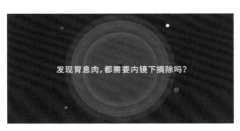

发现胃息肉，都需要内镜下摘除吗？

而有所不同的，比如增生性息肉和胃底腺息肉几乎没有恶变倾向，是一种相对"安全"的息肉，经过病理确诊后往往无需特殊治疗。而对于腺瘤性息肉，就是一种"坏息肉"，因为腺瘤性息肉癌变风险较高，就需要在内镜下进行摘除，并要在医生的指导下定期复查，确保"斩草除根"。一般而言，在内镜检查中发现的增生性息肉数量不多的，内镜医生都会进行摘除，一方面为了消除隐患，另一方面可以将标本送病理进一步明确诊断，如果发现大量的胃息肉（ > 10 枚 ），往往还要进一步排查其他息肉相关的遗传疾病。

（张 荕）

31 胃癌如何分期？不同分期治疗方法有何差异

胃癌是所有起源于胃黏膜上皮细胞的恶性肿瘤的统称，可发生于胃的各个部位，常见于胃窦部，其次是胃底和贲门区，少发于胃体。肿瘤细胞可侵犯胃壁各层组织和不同范围。癌症分期可帮助直观地判断肿瘤进展程度。临床上常用的胃癌分期为国际 TNM 分期法。根据肿瘤的侵犯深度（ T ）、淋巴结转移个数（ N ）和是否发生远处转移（ M ）综合判断胃癌所处阶段。不同分期的胃癌，治疗方法各异，治疗的效果和患者生存期也大相径庭。

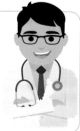

胃癌传统的三大治疗方式有外科手术、放疗、化疗，近年来内镜治疗和生物免疫治疗的开展也逐渐增加。此外，中医中药也可辅助胃癌治疗。手术是治疗胃癌最主要的方法，分为根治性切除和姑息手术（不以根治肿瘤为目的，仅改善患者症状）两种。

早期胃癌，由于病变局限在胃黏膜和黏膜下层，可采取内镜黏膜下剥离术（ESD）或外科手术切除治疗，术后无需化疗，每年复查 1 次胃镜检查随访。ESD 手术相当于一种"削萝卜皮"的手术，可把胃黏膜表面"坏的"或"烂的"部分切除，而保留好的黏膜，这样术后人体自己会修复溃疡的部分，还给患者一个好的胃。目前，临床上已公认早期胃癌通过内镜下切除或外科手术治疗可达到根治效果。治疗后，5 年生存率可达 90% 以上。

中晚期胃癌多采用外科手术联合放、化疗进行治疗。化疗其实也就是药物治疗的一种，通过药物杀灭体内肿瘤细胞，相当于"化学武器"。术前化疗即术前新辅助治疗，可缩小病灶，减少转移，提高手术完全切除率；术后化疗可减少肿瘤复发和转移。最新治疗方案为术前新辅助治疗 + 手术治疗 + 术后辅助化疗，部分患者肿瘤可完全治愈。Ⅱ 期胃癌手术后患者 5 年生存率为 70% 左右，Ⅲ 期 < 30%，Ⅳ 期 < 10%。术后患者前 2 年，建议每 3 ～ 6 个月复查 1 次胃镜；随访无特殊异常者，第 3 年起，每 6 个月复查 1 次胃镜；第 5 年起，每年复查 1 次胃镜。

部分晚期胃癌患者，无法进行根治性手术切除治疗，可采取姑息治疗，相当于"带瘤生存""与癌共舞"。对症支持治疗，减轻患者痛苦，提高生活质量。对于晚期出现梗阻者，可采用姑息性短路手术、内镜下狭窄扩张治疗、内镜下支架放置术、内镜下放置小肠营养管等。疼痛者可采取内镜下腹腔神经节阻断术、药物镇痛等对症处理。

免疫治疗作为一种新兴的治疗方法也可用于胃癌。通过特定的药物使机体的免疫细胞激活，让免疫细胞充当人体的"卫兵"，去杀死"癌细胞"。例如免疫检查点药物 PD-1 和 PD-L1，相当于胃癌细胞使人体免疫细胞"蒙住眼"、失去识别能力后，用药物使"眼罩"解锁，免疫细胞又能辨别出哪里是癌细胞了，给胃癌患者带来了希望。

总的来说，胃癌患者需根据其肿瘤临床分期和生物学特性，制定科学的、有针对性的个体化治疗方案，从而提高治疗效果。

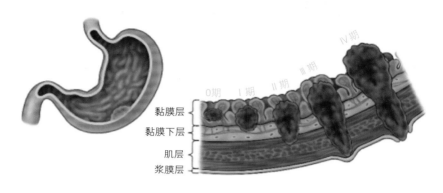

黏膜层

黏膜下层

肌层

浆膜层

0期　Ⅰ期　Ⅱ期　Ⅲ期　Ⅳ期

胃癌的分期

（朱惠云）

32 哪些胃癌可以不用开刀，在内镜下达到根治性切除

　　罹患胃癌后，传统治疗手段包括外科手术、放化疗等，患者治疗周期长，承受痛苦大。对于分期较早，没有扩散至淋巴结及邻近脏器的小范围胃癌，临床上已经可以使用腹腔镜局限性切除部分胃体。在这之后，为进一步减轻患者痛苦，临床医生提出新的挑战：如果仅仅是胃表面的一层黏膜发生癌变，是否可以使用胃镜，切除病变胃黏膜，保留胃体完整结构的同时，达到与手术同等的效果呢？经过不断地尝试和大规模研究，最后得出鼓舞人心的结论：对于局限在黏膜层的早期胃癌，内镜黏膜下剥离术（ESD）可以达到

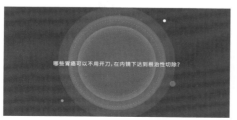

外科根治手术一样的效果，住院时间更短，花费更低。

让我们再次回顾早期胃癌的概念。早期胃癌是指病变局限于黏膜或黏膜下层，不论有无淋巴结转移的胃癌。但并不是所有早期胃癌都可以在内镜下达到根治，同时满足如下条件的早期胃癌才可以考虑进行内镜下切除。

● 肿瘤浸润深度未超过黏膜层；若浸润深度超过黏膜层但未超过黏膜下层 500 μm，也可以在充分评估和权衡风险获益后考虑内镜治疗。

● 不伴淋巴结转移。

● 分化型胃癌：这是一个病理学概念。分化型胃癌恶性程度较低，而未分化型胃癌恶性程度高，即使在早期阶段也有可能发生淋巴结和远处转移，因此未分化型胃癌外科手术治疗更为保险。对于直径小于 2 cm 的未分化型胃癌，也可以在充分评估和权衡风险获益后考虑内镜治疗。

病灶具体是否适宜采用胃镜下微创切除治疗，需要消化内科专科医生，通过病理报告、超声胃镜、CT 检查等手段，结合患者自身情况进行综合判断。

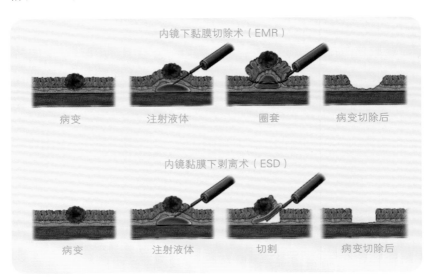

内镜下黏膜切除术（EMR）

病变　　　注射液体　　　圈套　　　病变切除后

内镜黏膜下剥离术（ESD）

病变　　　注射液体　　　切割　　　病变切除后

早期胃癌的内镜下治疗方法包括：① 内镜下黏膜切除术（EMR）；② 内镜黏膜下剥离术（ESD）。其中 ESD 难度较高，但可完整切除病变，有助于手术后进行病理评估，对后续治疗方案的确定有很大帮助。

对于病灶最大直径 ≤ 2 cm，且无溃疡性病灶的分化型黏膜内癌推荐使用 ESD 或 EMR 治疗；若病灶直径 >2 cm，但满足上述其他条件，也能通过 ESD 治疗。同时，高级别上皮内瘤变作为有可能恶变的癌前病变，也推荐 ESD 或 EMR 治疗。此外，对于内镜下治疗后局部黏膜病灶复发，甚至可考虑再次行 1 次 ESD 治疗。

（姜梦妮）

33 内镜黏膜下剥离术能彻底治疗早期胃癌吗

大量临床研究表明，对于满足内镜治疗条件的早期胃癌，内镜黏膜下剥离术（ESD）病灶完全切除率和术后 5 年生存率均可达 90% 以上，与外科手术治疗相比无明显差别。ESD 治疗早期胃癌的有效性及安全性与外科手术相似，但住院天数及费用等经济指标优于外科手术。也就是说，早期胃癌已经可以通过 ESD 达到外科根治手术一样的效果，而且住院时间更短，花费更低，患者承受痛苦更少。

内镜治疗相比较外科手术治疗存在如下优点：

● 创伤较小，较为舒适：因为没有皮肤创口，患者术后疼痛感觉不强烈。

● 术后恢复时间短：一般来说，术后 2～3 天即可下床活动。

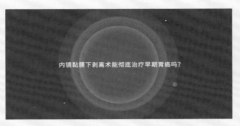

● 保留完整胃：避免出现术后持续腹痛、消化不良、体重减轻、倾倒综合征等外科手术导致的远期并发症，患者生活质量明显提高。

内镜治疗同样存在一定的局限性：① 病变残留及复发：因内镜下局部切除病灶，且不能像外科手术一样进行淋巴结清扫，所以可能导致病变的残留及复发，这可通过术后定期复查来追踪；② 难以判断是否发生淋巴结转移：一般来说，局限于黏膜层的癌组织不会发生淋巴结转移，分化较好的、局限于黏膜下层上 1/3 的癌变，也较少发生淋巴结转移。手术医生可通过术后病理判断病变深度及分化程度，结合超声胃镜和上腹部 CT 综合判断是否存在淋巴结转移。ESD 治疗后还要检查是否有幽门螺杆菌感染，有感染要尽量根除防止早癌复发。

综上所述，对于满足相应条件的早期胃癌，ESD 确实能够达到彻底治疗的目的，但术后千万不能掉以轻心，要特别关注术后病理结果，并按照医生的建议规范地复查和随访。

（姜梦妮）

34 早期胃癌内镜治疗后如何判断效果？有残余怎么办

早期胃癌进行内镜治疗后是否"切除干净"，一直都是患者最关心的问题，术后病理就是判断是否完全切除病灶的"金标准"。手术后，医生会把切下来的病变黏膜浸泡在甲醛溶液中送至病理科。

病理科医生通过组织脱水、浸蜡、石蜡包埋等一系列专业的处理后，在显微镜下，能够判断病变的范围、组织类型、分化程度、浸润深度及切缘是否有残留、是否有淋巴管和血管的浸润，以确定是否达到完全切除或是否还需补充治疗。

如果术后病理显示"病灶边缘及基底部阴性，无周围血管、淋巴管浸润"则表示：胃早癌通过内镜治疗，已达到"完全切除"，此次治疗结束，术后定期胃镜随访即可。

如果很不幸，术后病理发现癌组织已浸润过深，还有一部分残留该怎么办呢？目前通常的做法是追加外科手术，可以选择腹腔镜或外科开刀治疗。但以下情况，因为淋巴结转移风险很低，可以考虑再次内镜下切除或者密切随访。

● 水平切缘阳性且病变长度 < 6 mm 的整块切除，但满足其他治愈性切除标准。

● 分块切除的分化型腺癌，但满足其他治愈性切除标准。

下面给大家举两个例子：

王阿姨体检发现"胃黏膜"病变，前往消化内科行 ESD，术后病理诊断"（胃窦部）黏膜内中至低分化腺癌，主要位于固有层，局部累及黏膜肌层，周围胃黏膜可见腺体高级别上皮内瘤变"。镜下观察神经侵犯、脉管内癌栓、周围切缘、基底切缘均为阴性。以上病理结果表示，王阿姨此次胃黏膜病变属于胃早癌，并且已通过胃镜下 ESD 手术完全切除病灶。

赵叔叔因为"腹胀"前往医院做胃镜时发现胃窦部黏膜病变，ESD 术后病理诊断"（胃窦部）低至中分化腺癌，累及黏膜下层"。镜下观察基底切缘阳性。后面赵叔叔追加了外科手术，进一步处理了胃部病变。

总的来说，最终的疗效判断应在手术病理结果后，由手术医生进一步判断。

（姜梦妮）

㉟ 早期胃癌内镜治疗后该如何复查和随访？复发了该怎么办

早期胃癌内镜治疗后，患者大多数能够平安无事。但仍然有一小部分患者会出现胃癌的复发和转移，包括原位复发、淋巴结转移、肺转移、腹腔种植转移等。所以，胃癌的内镜下切除并不是一劳永逸的，而是要遵照医生的建议进行规范的复查和随访，尽早发现胃癌复发及转移是非常必要的。

复查随访主要包括：

● 出院后早期肝肾功能及血常规的复查：因患者在住院期间使用抗生素、质子泵抑制剂等治疗药物可能造成相关的肝肾损害，且患者术后住院时间一般较短，肝肾功能损害未必能够在住院期间发现，所以需在出院后 1 周及 1 个月复查肝肾功能。同时，少部分迟发性出血及少量出血可能难以察觉，除需要患者观察是否出现黑便及乏力、心慌等不适，及时就诊外，还需行血常规、粪隐血检测，及时发现和治疗迟发性出血。

● 肿瘤标志物：包括 CEA、CA19-9、CA724 等，多种肿瘤标志物联合检测有助于了解早期胃癌治疗后的变化，此外还可预测胃癌术后复发情况。

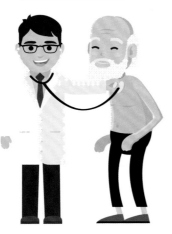

● 幽门螺杆菌（Hp）：早癌术后要做呼气试验判断有无 Hp 感染，如果有 Hp 而不根除，相当于胃癌的"滋生土壤"没有改变，还容易在胃的其他部位发生胃癌，因此要"斩草除根"，彻底杀灭 Hp，才能预防胃癌。

● 术后胃镜复查：关于早期胃癌内镜治疗后目前比较公认的是治愈性切除后 3 个月、6 个月和 12 个月各复查 1 次胃镜，如果没有发现明显的异常，此后应该每年复查 1 次胃镜。

　　● 其他影像学检查：包括腹部超声、腹部盆腔 CT 等检查判断有无腹盆腔转移和复发。

　　内镜治疗的术后随访应在病理结果回报后，由手术医生结合术中情况、病灶切除的情况和复发风险，制定个体化的随访方案。要在延长患者术后生存期的同时，避免由于过于频繁的检查导致产生不必要的医疗费用和患者依从性下降。

　　如果在复查随访过程中发现原来切除病灶的部位出现了局部的复发，该怎么处理？大部分复发病灶如果发现及时，病灶直径较小，仍然可以做第二次 ESD，病灶完全切除率仍然高达 90% 左右。当然，也可以选择外科手术将胃大部切除，对于直径较大，或位置较高（胃底或胃体部）的复发病灶，外科手术在降低复发率上具有更大优势。

（宋英晓）

36 早期胃癌内镜治疗后康复期需要注意什么

　　胃癌是我国发病率居第 2 位、死亡率居第 3 位的恶性肿瘤，以往中晚期胃癌的主要治疗手段是外科手术，随着消化内镜诊断技术的发展和目前群众对肿瘤的早诊早治意识的提高，越来越多的胃癌在早期阶段即被发现，满足条件的早期胃癌可在内镜下得到根治，其 5 年生存率可达 90% 以上。那么，早期胃癌内镜治疗后康复期有哪些注意事项呢？

　　（1）连续 4～8 周服用抑酸药

　　目前，内镜下治疗早期胃癌及癌前病变主要方式分为两大类：内镜下黏膜切除术（EMR）和内镜黏膜下剥离术（ESD）。内镜下切除早期胃癌后，病变处会形成溃疡，一般需连续服用 4 ～ 8 周的质子泵抑制剂（就是我们平时说的拉唑类抑酸药），促进溃疡愈合。

（2）检测并根除幽门螺杆菌

有研究显示，幽门螺杆菌（Hp）感染、术后病理提示病变合并溃疡是溃疡复发的危险因素，因此建议早期胃癌内镜切除后根除 Hp。更重要的是，部分早期胃癌患者在内镜切除后有可能在胃的其他部位出现第 2 个原发的胃癌病灶，称为"异时性胃癌"。目前已有研究证实，早期胃癌内镜切除后接受根除 Hp 治疗，可减少异时性胃癌的发生率。

（3）注意饮食调护

一般来说，早期胃癌术后常规禁食 24 ～ 48 小时，如无异常，可逐渐开放饮食，一周内进食软食，忌油炸、辛辣刺激性饮食，同时避免高盐、过硬、过烫食物，要少食多餐，吃易消化的食物，多吃新鲜的蔬菜和水果，增加优质蛋白质的摄入量，此外早期胃癌的内镜治疗尽管是微创治疗，仍有迟发性出血、穿孔的可能，因此在康复期注意观察患者有无腹部压痛、反跳痛，有无呕血、黑便等，如出现上述情况及时处理。

（4）定期复查胃镜

早期胃癌内镜治疗后，术后 3 个月、6 个月、12 个月进行内镜随访，并行肿瘤指标和相关的影像学检查，没有残留或复发迹象者，以后每年随访一次。

（宋英晓）

37 中医中药治疗萎缩性胃炎和胃癌有何作用

慢性萎缩性胃炎是非常常见的消化系统疾病，1978 年世界卫生组织将慢性萎缩性胃炎列为胃癌的癌前状态，在萎缩性胃炎基础上伴发的不完全肠化生和（或）中、重度异型增生则被视为癌前病变。很多中老年患者做了胃镜检查后都被扣上了"慢性萎缩性胃炎"这个帽子，并为此伤透了脑筋，时时刻刻担心会变成胃癌。通过前面的介绍我们已经了解，萎缩性胃炎距离胃癌还有很长一段距离，并且绝大部分人并不会进展为胃癌。消化科医生一般会建议萎缩性胃炎患者改变不良饮食和生活习惯，检测并根除幽门螺杆菌，并根据萎缩的严重程度建议 1 ～ 3 年复查胃镜。除此之外，西医对萎缩性胃炎并无有效的治疗方法。

那么，中医针对萎缩性胃炎有无"灵丹妙药"呢？大量医家在临床实践中运用中医中药治疗该病取得显著疗效。慢性萎缩性胃炎常见症状为上腹部隐痛、胀满、食欲不振等。中医中并无慢性萎缩性胃炎的对应病名，可将其归入中医"胃脘痛""胃痞""虚痞"等范畴，中医认为慢性萎缩性胃炎病位在于胃腑，与脾脏和肝脏关系密切，基本病机为血瘀、气滞和脾虚。大量的临床观察显示中医治疗慢性非萎缩性胃炎具有一定疗效，对于临床症状和黏膜病理表现都有改善作用，中西医结合治疗较单纯西药治疗确有优势。中西医结合治疗慢性萎缩性胃炎是具有中国特色、符合中国国情的治疗模式，也是今后发展的必然趋势。但广大患者须在正规医院执业的中医医师指导下，使用相关中成药或中药方剂进行治疗。

胃癌是我国发病率居第 2 位、死亡率居第 3 位的恶性肿瘤，具有发病率高、转移率高、死亡率高等特点。早期胃癌采取手术治疗，中晚期胃癌大多已转移或易术后复发，尤其是有淋巴结转移者，局部复发率高达 80%，即便是根治性切除，局部复发率仍然高达 50% 以上。近年来，外科手术、放射技术的完善及有效抗肿瘤药物的大量出现，提高胃癌的治愈率，但由此而来的胃肠道反应、骨髓抑制、肝肾损伤等也日益突出，而中医中药在扶正培本、提高机体免疫力、防止放疗和化疗的不良反应方面日益受到重视。中医中药可明显减轻放化疗的不良反应，并能增强肿瘤对放化疗的敏感性，在胃癌术后应用可加快伤口的术后恢复，并且中医中药可使肿瘤患者提高机体抗病能力，较好地抑制癌细胞的增殖、浸润、转移等，提高生存期和生活质量，从而提高远期疗效。总之，中医中药在抑制肿瘤发展、改善胃癌患者生存、提高生活质量以及提高综合治疗效等方面具有独特优势。

（宋英晓）

38 晚期胃癌靶向治疗的药物效果如何

很多中晚期胃癌在确诊时大部分已经发生转移，单靠手术无法消灭全部肿瘤，这个时候就需要放化疗及其他治疗，但化疗药物特异性差，杀敌一千，自损八百，常给患者带来很大痛苦。随着医学的迅速发展，近年来"靶向治疗"走进大家的视野，给广大晚期胃癌患者带来福音。

所谓靶向治疗，就是药物能瞄准胃癌特定的癌基因和信号转导通路，释放有效成分来杀伤肿瘤的治疗方法。就像用手枪来打靶一样，因为靶向药物能识别胃癌特定的靶点，因此药物进入体内后会特异性地选择相关靶点来相结合发生作用，是"药物导弹"，使肿瘤细胞特异性死亡，而不会波及肿瘤周围的正常组织细胞。和普通化疗药物相比，分子靶向治疗具有特异性抗肿瘤作用，效果好，并且毒性明显减少。目前应用于临床的胃癌分子靶向药物主要有以下几类。

（1）血管内皮生长因子受体（VEGFR）抑制剂

包括雷莫芦单抗、阿帕替尼。此类药物主要瞄准肿瘤细胞生长中所需血管，就像战斗后方物资供应，如果没有血管，则肿瘤细胞得不到血液提供的营养补给，肿瘤细胞无法生长。

雷莫芦单抗是一种血管内皮细胞生长因子受体 2 的拮抗剂，抑制肿瘤血管的生成，从而达到抗肿瘤作用，它是静脉应用，可以单独使用也可以和化疗联合应用。艾坦是甲磺酸阿帕替尼的商品名，是我国自主研发的小分子抗癌靶向药物，主要用于晚期胃癌的治疗，还用于食管癌、结直肠癌等。它用药方便，可以单独口服，不良反应比较小，主要不良反应是高血压、皮疹、蛋白尿等。

（2）抗 HER-2 单克隆抗体——曲妥珠单抗

HER-2 是一种原癌基因，这种基因会让机体产生一种有利于肿瘤生长的蛋白质。因此，如果检测到胃癌患者中该基因增多，就可以使用药物从源头上抑制肿瘤。曲妥珠单抗的商品名为赫赛丁，为进口静脉用药，最早用于治疗 HER-2 阳性的乳腺癌患者，现在也可以用于 HER-2 阳性的胃癌患者，一般要联合化疗。

另外，随着对胃癌的进一步研究，还有越来越多的靶向药物正在研究中，将给广大胃癌患者带来新希望。

（宋英晓）

参考文献

［1］廖专，孙涛，吴浩，等 . 中国早期胃癌筛查及内镜诊治共识意见（2014年，长沙）［J］. 中华消化杂志，2014，34（7）：433-448.

［2］杜奕奇，蔡全才，廖专，等 . 中国早期胃癌筛查流程专家共识意见（草案）（2017年，上海）［J］. 中华健康管理学杂志，2018，12（1）：8-14.

［3］中华人民共和国国家卫生健康委员会 . 胃癌诊疗规范（2018年版）［R/OL］.［2020-07-01］.http://www.nhc.gov.cn/yzygj/s7659/201812/b21802b199814ab7b1219b87de0cae51.shtml.

［4］郭俊峰，孙秀静，张倩，等 . 内镜黏膜下剥离术与外科手术在早期胃癌中的诊疗效果评价［J］. 中华消化内镜杂志，2019，36（11）：811-814.

［5］李军祥，陈誩，吕宾，等 . 慢性萎缩性胃炎中西医结合诊疗共识意见（2017年）［J］. 中国中西医结合消化杂志，2018，26（2）：121-131.

［6］潘思远，房静远 . 胃癌靶向治疗的研究进展［J］. 中华内科杂志，2020，59（2）：148-152.

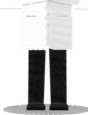

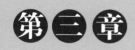

第三章

结直肠癌

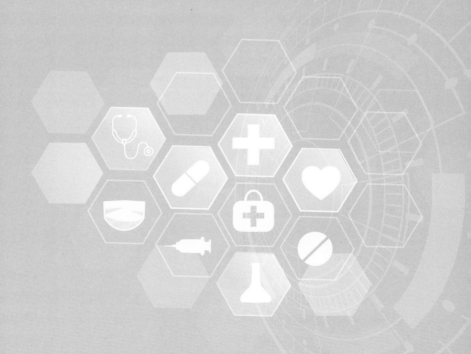

结直肠癌是怎样发生的

❶ 结直肠不仅仅是人体的"糟粕"贮存场

记得《西游记》中有一个经典场景：在车迟国三清殿，孙悟空、猪八戒、沙僧三人扮作"三清"偷吃供品，事前孙悟空欲让猪八戒将三清泥塑搬到殿后厕所中，故以"五谷轮回之所"骗使八戒前往，八戒便乐颠颠地去了，回来时一脸的不快，原来五谷轮回之所竟然是厕所，着实被熏得不亦乐乎！这五谷轮回、酒肉穿肠，在以粪便形式排出体外之前，最后都要经过结直肠，也就是人们俗称的"大肠"。那么，结直肠就仅仅是人体"糟粕"的贮存场吗？事情可不是想象得那么简单！听我给你们娓娓道来大肠的几大功劳。

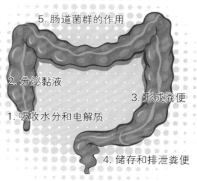

结直肠的五大生理功能

1. 吸收水分和电解质
2. 分泌黏液
3. 形成粪便
4. 储存和排泄粪便
5. 肠道菌群的作用

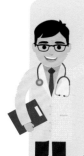

大肠主要的功能之一就是吸收水分、电解质、B 族维生素和维生素 K 等。所以为什么正常大便较为干燥的，因为大部分水分都被大肠吸收回体内了。对水的吸收，健康人回盲部的流量为 2 000 ml/24 小时，结肠 24 小时内可吸收 5 000 ~ 6 000 ml 水。为什么会出现腹泻的症状呢？其中一个原因是大肠功能紊乱，应该吸收的水分没有吸收，甚至在毒素的作用下还分泌水分，导致食物残渣与水分一起排泄了出去，这就是为什么拉的大便那么"稀薄"了。

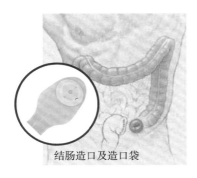

结肠造口及造口袋

食糜来到了大肠后，随着肠蠕动向前推进，被重吸收一部分水分和无机盐后，剩下对人体没有价值的残渣经过细菌的发酵和腐败作用，混合脱落的肠黏膜上皮细胞、大量的细菌以及胆色素衍生物等，共同形成了粪便，然后大肠就暂时起了"储存室"的作用。等到积攒到一定数量质量，那就交给直肠肛门，同时引起"便意"，催促人们去厕所解决生理问题。由于治疗一些疾病（如直肠癌、溃疡性结肠炎等）而外科切除了部分大肠特别是直肠，有时就需要对粪便出口进行改道，在腹壁上造口，就需要终生接一个粪袋子，麻烦了不少。

大肠还有一个作用就是给这些可以算作"粪便"的残渣一定的黏液，为的就是润滑大便，方便大便的排泄。否则干燥的大便如何通过直肠、肛门，那岂不引起便秘和肛裂？另外，这些由大肠黏膜表面柱状上皮细胞和杯状细胞分泌的黏液附着在肠壁上也可以起到保护作用，减少各种有害因素的腐蚀。

我们常说的人体内肠道菌群，大多寄宿在大肠内，正常状态下的肠道菌群对人体是有益的，也就是益生菌。他们能分解进入大肠的食物残渣里的碳水化合物、蛋白质等，使其中的营养成分能被身体吸收利用，可以说，细菌也参与了我们的消化，同时，益生菌的存在，就像建起了一道屏障，阻止了其他有害菌的入侵和繁殖。近年来，肠道菌群与肠道和中枢神经系统（"脑－肠轴"）的关系也逐渐受到关注。有个俗语叫肠子都悔青了，形象地描述了肠子作为"情绪器官"的角色。心理社会或是生理物理的应激反应，都可能改变肠道菌群；而肠道菌群的改变，也会反过来影响精神心理。近来有研究显示，抑郁症的发病就与肠道菌群的失调有一定关系。

> 综上所述，结直肠不仅仅是人体的"糟粕"贮存场所，它还身兼多职，从而达到身体的营养均衡和通体舒畅。

（杨　帆）

❷ 什么是结直肠癌

要想知道什么是结直肠癌，首先要了解什么是癌。很多老百姓一提到癌，总是感觉很恐惧，觉得只要被诊断了癌，就是患了不治之症，很可能面对的是人财两空的境遇。其实，我们对癌有很多的误解和曲解。生老病死，不仅是世间法则，细胞也一样有新陈代谢。衰老的细胞寿终正寝，新生的细胞焕发勃勃生机，处于动态平衡之中，人体才能维持健康的状态。而局部组织内的某一个细胞在各种致癌因素作用下基因发生改变，导致这个细胞就像获得了"不死金身"一样能够无限制地生长，打破了这个动态平衡，由于它的这种"霸凌""蛮横"的行为，就像"恶霸"一样，会霸占身体的养料，挤占其他健康细胞的空间，就称之为恶性细胞。恶性细胞往往生长迅速，除了血液细胞的恶性细胞外，一般快速长大形成肿块，向周围组织侵犯，甚至发生远处转移，就是我们常说的恶性肿瘤，癌就是恶性肿瘤的一种最常见的类型。

结直肠癌就是发生在结直肠黏膜上皮细胞的恶性肿瘤。大肠包括结肠和直肠两部分，因此结直肠癌又俗称"大肠癌"。结肠癌又可分为盲肠癌、升结肠癌、横结肠癌、结肠脾曲癌、降结肠癌和乙状结肠癌。我国结直肠癌的最好发部位是直肠和乙状结肠，约占70%～75%，直肠约能占半壁江山。据《2016 中国肿瘤登记年报》

报道，2013 年全国肿瘤登记地区结直肠癌新发病例中结肠癌约占 48.91%，直肠癌占 49.63%。同期的结直肠癌死亡病例中，结肠癌占 47.52%，直肠癌占 50.79%。54.9% 的结肠癌病例有明确的亚部位信息，其中 42.3% 发生在乙状结肠，其次是升结肠占 23.7%，横结肠占 8.7%，降结肠占 8.0%，盲肠占 7.2%，但近年来我国右半结肠（包括升结肠和横结肠）癌发病率有逐渐增高的趋势。

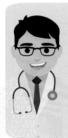

结直肠癌发病与不良的生活方式、遗传因素等关系密切。结直肠癌男性发病高于女性，常见于老年人，近年来有年轻化的倾向；症状具有隐匿性：多数患者早期无明显症状或仅有部分轻微症状，不易被发现；当出现黑便、大便性状、排便习惯改变及不明原因消瘦等症状的时候，多已属中、晚期。

结直肠癌的大体形态随着病期早晚而不同，可分为早期结直肠癌和进展期结直肠癌。后者往往是结直肠癌发现晚了，癌细胞除了在原处生长，还容易到处乱跑，发生了"转移"：有的癌细胞除了可经过淋巴管外逃造成淋巴结转移外，有的可浸润生长穿透肠壁，波及相邻的器官，甚至形成瘘管，如直肠穿透膀胱形成直肠 – 膀胱瘘，结肠穿透胃形成胃 - 结肠瘘等。更可怕的是，癌细胞一旦通过血管逃逸，就会被血液循环运送到全身各个器官，在那里扎根生长。最常见血行转移部位就是肝脏，其他还可跑到肺、大脑、肾脏、骨头上，治疗效果就很差了。结直肠癌的治疗，目前主要以手术切除为主，同时辅以放化疗、分子靶向治疗、中医药疗法等，疗效因不同患者的分期不同，有显著差异，如果能够早发现、早治疗，可明显地提高患者的生存率和生活质量。

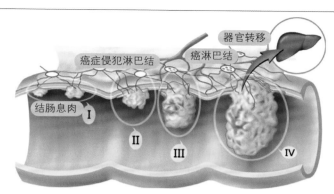

结直肠癌的分期，淋巴结及远处转移

看着上面说的手术、放疗、化疗，哪样都不让人省心，还会四处转移，怎样才能不得结直肠癌呢？或者退一步讲，怎样才能在很早期的时候就发现结直肠癌甚至是癌前病变呢？还别说，真有锦囊妙计！那就是，结直肠癌筛查！

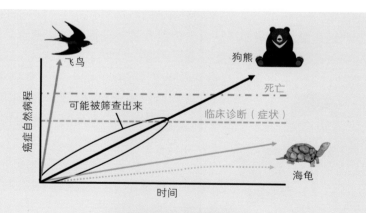

癌症发展的三种基本模式

其实林林总总那么多癌症，总结起来大致遵循三个发展模式：形象地讲就是"海龟""飞鸟"和"狗熊"。海龟爬得如此之慢，闲庭信步也能追上：这部分癌症进展极其缓慢，即使不需要早期诊断，也可以发现并成功治疗，或者从来不会威胁人们的生命。典型的例子就是大部分的皮肤癌，很容易切除根治，还有部分惰性的甲状腺癌，由于存活率几乎是 100%，以前叫做癌，现在连名字都改了，直接被踢出了癌这个家族。而印度诗人泰戈尔《飞鸟集》中的名句："天空中不留下鸟的痕迹，但我已经飞过"，则可以用来形容飞得太快的"飞鸟"，这一类癌症，进展异常迅速，当它们被检测到时，绝大部分都到晚期甚至已四处转移，所以筛不筛查不会有什么不同，最典型的例子就是胰腺癌，苹果公司创始人乔布斯、世界三大男高音之首帕瓦罗蒂、香港肥姐沈殿霞，都因胰腺癌去世，5 年生存率 <1%。而"狗熊"却不同，相对"海龟"和"飞鸟"不慢不快，如果忽略它，它就可能逃脱，而如果及时发现，就能被成功捕获。这类癌症最适合筛查，结直肠癌就是筛查最成功的典范。美国自全面开展结直肠癌筛查以来，结直肠癌的发病率和死亡率都呈持续下降趋势。

大部分结直肠癌都是从肠息肉或炎症演变而来的，然而冰冻三尺，非一日之寒，这个过程很漫长，至少需要 10 年，甚至二三十年。这就给了我们足够的 机会进行早癌筛查，早期发现癌前病变或早癌，早期干预处理，将其扼杀在摇篮中，可预防中晚期癌的发生。

请大家记住，参加结直肠癌早期筛查吧，早点发现它，"狗熊"结直肠癌就会被我们关在动物园里！

（杨　帆）

❸ 什么是肠息肉？得了肠息肉就会变成结直肠癌吗

大肠息肉是指发生在大肠黏膜表面突向肠腔的隆起性病变，就像在光滑的黏膜上长出的一个个小肉疙瘩，在没有明确病理性质之前，统称为大肠息肉。所以说，息肉是一个直观的概念，所见即所得。大部分大肠息肉呈乳头状或半球形突出于肠黏膜表面；也有些大肠息肉呈片状，像地毯一样铺在肠腔表面，称为侧向发育型息肉；还有部分息肉隆起不明显，称为平坦型息肉；平坦息肉不容易发现，容易漏诊，有时需要进行特殊染色才能发现。根据息肉有无蒂，有可以分为有蒂息肉、亚蒂息肉和无蒂息肉。

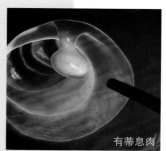

有蒂息肉

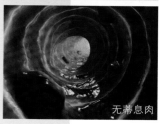

无蒂息肉

但息肉的本质是什么呢？过去在内镜清晰度不够时，只能看到大概的形态，只有将息肉切除下来做组织病理学检查才能明确。根据息肉的病理性质，可区分良、恶性。大肠良性息肉可分为肿瘤性的腺瘤性息肉、锯齿状息肉/腺瘤、非肿瘤性的炎性息肉（假息肉）、错构瘤性息肉和其他少见类型。从突向肠腔这个广义形态概念来讲，黏膜下隆起也属息肉范畴，包括脂肪瘤、平滑肌瘤、间质瘤、血管瘤、纤维瘤等。而现在随着内镜技术的发展，清晰度的提高，各种光学增强内镜、放大内镜的应用，可以精细观察息肉的细节特征，预测息肉性质的准确性已大大提升；对于黏膜下隆起，更有超声内镜这个诊断利器来鉴别。

得了大肠息肉就会变成结直肠癌吗？举个例子，暴风雨天在山路开车一定会出车祸吗？不一定，但车祸的概率相对而言可能会明显升高。大肠息肉的癌变也是同样的道理。腺瘤性息肉是一种大肠良性肿瘤，可分为管状腺瘤、管状绒毛状腺瘤和绒毛状腺瘤 3 种类型，是目前公认结直肠癌最重要的癌前病变，这类息肉一旦发现，应尽早切除。腺瘤性息肉具有一定的癌变概率，如管状腺瘤癌变率在 1%～5%，绒毛状腺瘤癌变率最高，约为管状腺瘤的 10 倍以上。最新的研究发现，以广基锯齿状腺瘤/息肉为代表的部分锯齿状病变也有一定的癌变率，且进展速度明显加快，需要引起重视。而非肿瘤性息肉一般不会直接发生癌变，仅有零星的恶变报道，不需要太担心。

当肠道广泛出现几十上百个息肉，并具有特殊的临床表现时，就要小心"息肉病"了。常见的息肉病有：黑斑息肉病综合征、家族性腺瘤性息肉病，其他肠息肉病还包括幼年性息肉病、锯齿状息肉病综合征等。这些"息肉病"大多有较高的癌变风险，需引起高度关注，建议到专业医疗机构进行遗传咨询。

那么发现了大肠息肉，特别是肿瘤性息肉，如果能在内镜下完整切除，就基本可以阻断其向结直肠癌发展的途径，癌变率大大降低。但由于个人体质、饮食、遗传等因素，部分息肉在切除术后可能复发，特别是大的和含有绒毛成分的腺瘤性息肉，如不定期复查，仍有患肠癌的风险。

一项由瑞典斯德哥尔摩卡罗林斯卡研究所研究人员开展的研究表明，任何息肉发生都会增加结直肠癌（CRC）的风险，而广基锯齿状息肉、管状绒毛状腺瘤和绒毛状腺瘤这三种亚型会增加死亡率。研究通过对超过 100 万人群平均长达 6.6 年（3.0～11.6年）中位随访期的数据分析显示，CRC 10 年累积发病率：一般人群为 2.1%、增生性息肉为 1.6%、广基锯齿状息肉为 2.5%、管状腺瘤为 2.7%、管状绒毛状腺瘤为 5.1%、绒毛状腺瘤为 8.6%。相对于无息肉人群，息肉患者发生 CRC 的风险增加，增生性息肉 1.11 倍，广基锯齿状息肉 1.77 倍，管状腺瘤 1.41 倍，管状绒毛状腺瘤 2.56 倍，绒毛状腺瘤 3.82 倍。患有广基锯齿状息肉、管状绒毛状腺瘤、绒毛状腺瘤的患者 CRC 死亡率分别为一般人群的 1.74 倍、1.95 倍和 3.45 倍，而患有增生性息肉或管状腺瘤的患者，切除后 CRC 死亡率与一般人没有显著差异。

所以，发现了肠息肉并不可怕，如有较大个儿的，一定要提高警惕性，尽快切除并明确病理性质，如果确定是癌前病变，特别是广基锯齿状息肉或含有绒毛成分的腺瘤，切除后坚持定期复查结肠镜检查，预防结直肠癌就不是遥不可及的梦想!

（杨　帆）

❹ 什么是结直肠癌的癌前病变

病变是病理变化的简称，指疾病引起组织或细胞的变化。这个概念非常宽泛，可以是良性或者恶性疾病引起的，变化是可逆也可以是不可逆的。恶性肿瘤的发生是一个逐渐演变的过程，人体上某些器官的一些良性病容易出现细胞异常增生，具有恶性变化倾向，这些异常增生具有癌变倾向的病变称为癌前病变。癌前病变是恶性肿瘤发生前的一个特殊阶段，是介于正常组织到癌变中间阶段的病变。癌前病变本身并非恶性，但在某些因素作用下，如果治疗不及时，长期不愈，很容易变成恶性肿瘤。

与结直肠癌发生密切相关的病理变化，就可认为是结直肠癌的癌前病变，一般情况下，恶变可能性 >20% 的病变才属癌前病变。但并不是所有的癌前病变都一定会演变成癌。目前，大肠腺瘤（包括锯齿状腺瘤）、息肉病（家族性腺瘤性息肉病以及非家族性腺瘤性息肉病）以及炎症性肠病相关的异型增生都被认为是结直肠癌的癌前病变。从正常黏膜到肉眼可见的腺瘤性息肉形成一般需 5 ~ 20 年，从腺瘤到浸润性癌形成也需 5 ~ 15 年。在这么长的时间段，只要我们及时介入，结直肠癌就不会发生。所以，大家正确认识癌前病变，对预防结直肠癌大有裨益。

经常有人会问，我年年体检，怎么一发现结直肠癌就是中晚期呢？结直肠癌筛查的方法多种多样，无论是检查粪便隐血、检查粪便 DNA，还是抽血化验，发现可疑征象最后都需要结肠镜检查来明确诊断。如果说其他各式各样非侵入性方法发现结直肠癌的表现还算差强人意的话，那么，它们检出癌前病变的效率，大部分是令人失望的。因为，已长出腺瘤等癌前病变的患者，绝大多数是没有任何症状和临床表现的。

说得不客气点儿，缺少胃镜肠镜检查的防癌体检都是耍流氓。李兆申院士在多个场合语重心长地呼吁，如果你超过 45 岁还没做肠镜的话，年底之前你一定要做一次肠镜。其中的道理就是要用最直接有效的方式，早期发现结直肠的癌前病变。

同样的道理，古人也讲得很好哟！在我们都耳熟能详的初中课文《扁鹊见蔡桓公》中，扁鹊就多次提醒蔡桓公，有疾病在"腠理"、在"肌肤"，蔡桓公都不予理睬；而再后来，扁鹊告诉蔡桓公，疾病已经发展到了"肠胃"，他再次选择了不屑一顾，最终病入骨髓，不治身亡。我觉得，这可能是中国历史上最早的发现了癌前病变而讳疾忌医，最终患癌丢掉性命的例证了吧。

有人又说了，癌症防治不是提倡"三早"（早期发现、早期诊断、早期治疗）吗？我只要在早期结直肠癌阶段发现和治疗就可以了。其实，医学界早就在提倡打造更加前移的"癌症防线"。古人云，上医医未病，中医医欲病，下医医已病。癌前病变，就处在"欲病"的状态。"疾在腠理，汤熨之所及也；在肌肤，针石之所及也；在肠胃，火齐之所及也；在骨髓，司命之所属，无奈何也。"这也充分说明了，癌前病变发现越早，处理越简单，花费越少，越容易治好。这里借用并延续前面第 2 问（什么是结直肠癌）的形象比喻，如果结直肠癌是"狗熊"，积极筛查可以被捕捉到；那么，癌前病变就是"泰迪熊"，目前"人畜无害"，容易忽略，但是它会慢慢长大。大家可以想一想，是抱住一只呆萌的泰迪熊容易呢，还是按住一头凶猛的大狗熊更容易呢！能发现癌前病变，是一件值得庆幸的事情，只需要内镜下切除，不需要外科开刀手术，也不需要放疗、化疗等昂贵痛苦的治疗，难道不是成本最低的方法吗！

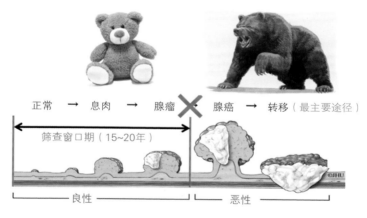

结直肠癌前病变的发生发展模式

（杨　帆）

❺ 何谓早期结直肠癌？为什么要早期诊断结直肠癌

　　在我们大多数老百姓的观念中，被诊断为癌症即是被提前宣判了"死刑"，"谈癌色变"更是形象地反映出人们对于癌症的恐惧之心。然而，同样是癌症，由于发现时机的差别，结局和预后却可能大不同。如果把癌比喻成一个怪兽，那么癌在人体内的发生、发展过程就是这个"怪兽"从小到逐渐成长为一个毁天灭地大怪兽的过程，早期癌症则可以形容为刚出生的"小婴儿"。什么样的情况可以称作早期结直肠癌呢？从医学专业角度上讲，早期结直肠癌是指原发灶肿瘤限于肠黏膜层或黏膜下层者，无论有无淋巴结转移的结直肠癌。

　　有人会问，为什么"怪兽"出生在我的身体里，但我却没有什么感觉呢？其实这个问题也恰恰说明了癌症的可怕之处。以结直肠癌为例，由于大肠管腔较为宽阔，当癌肿还处于早期，如果没有严重的破溃流血、没有侵犯入肠壁深层导致疼痛、没有突破肠腔内导致狭窄梗阻的话，一般并无特殊症状。海军军医大学附属长海医院近年来统计了 10 603 例患者的肠镜资料，共确诊 313例结直肠癌，仅有 58%（181/313）的患者有肿瘤相关的症状，也就是说，超过 40% 的人没有特别症状，甚至都没什么不舒服，等到出现症状后再检查很有可能已经到了癌症的中晚期，为后续的治疗带来了极大的困难，同时也让患者的生活质量明显下降。

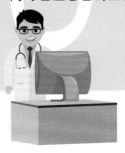

说到这里，大家也应该都明白了，制服"怪兽"，要越早越好，最好是在"怪兽"刚出生，还没有充分成长前干掉他。对于出生在肠道的"怪兽"而言，目前能够用到的侦查手段有很多，包括结肠镜、粪便隐血试验、粪便 DNA 检测、CT 虚拟结肠镜等，但其中能够发现并制服它最好的武器装备就是电子结肠镜，可别小看这一条不起眼的镜子，内镜医生全靠它来侦查早期结直肠癌，其不仅可直接观察病变形态、位置，还可以取活检行病理检查明确病变的性质，如果发现有癌变倾向的息肉和早期癌症，可在内镜下进行切除治疗。美国癌症学会建议 45 岁以上人群要每 5 ～ 10 年做一次结肠镜检查。结直肠癌的高危人群、出现结直肠癌的报警信号者、大便隐血阳性及直肠指诊发现异常者，应尽早行结肠镜检查，以便早期发现肠癌和癌前病变，并将"怪兽"扼杀于摇篮之中，真正实现对于癌症的治愈。

（贺子轩）

参考文献

[1] Valles-Colomer M，Falony G，Darzi Y，et al. The neuroactive potential of the human gut microbiota in quality of life and depression ［J］. Nat Microbiol, 2019, 4（4）: 623-632. doi: 10.1038/s41564-018-0337-x.

[2] 赫捷，陈万青. 结直肠肛门（C11-C21）［M］// 赫捷，陈万青，国家癌症中心. 2016 中国肿瘤登记年报. 北京：清华大学出版社，2017：115-121.

［3］Croswell JM，Harris RP，Kramer BS. Cancer Screening. //Thun M，Linet MS，Cerhan JR，Haiman CA，& Schottenfeld D.（Eds.）Schottenfeld and Fraumeni Cancer Epidemiology and Prevention. Forth Edition. Oxford University Press，2018: 1255-1270.

［4］Nikiforov YE，Seethala RR，Tallini G，et al. Nomenclature Revision for Encapsulated Follicular Variant of Papillary Thyroid Carcinoma: A Paradigm Shift to Reduce Overtreatment of Indolent Tumors［J］. JAMA Oncol，2016，2（8）: 1023-1029.

［5］中国抗癌协会大肠癌专业委员会遗传学组. 遗传性结直肠癌临床诊治和家系管理中国专家共识［J］. 中华肿瘤杂志，2018，40（1）: 64-77.

［6］Song M，Emilsson L，Bozorg SR，et al. Risk of colorectal cancer incidence and mortality after polypectomy: a Swedish record-linkage study［J］. Lancet Gastroenterol Hepatol，2020，5（6）: 537-547.

［7］国家消化系统疾病临床医学研究中心（上海），国家消化道早癌防治中心联盟，中华医学会消化内镜学分会，等. 中国早期结直肠癌筛查流程专家共识意见（2019，上海）［J］. 中华消化内镜杂志，2019，36（10）: 709-719.

［8］Bai Y，Xu C，Zou DW，et al. Diagnostic accuracy of features predicting lower gastrointestinal malignancy: a colonoscopy database review of 10，603 Chinese patients［J］. Colorectal Dis，2011，13: 658-662.

哪些人易患结直肠癌？能否预防

❻ 长期吃辣的、油炸食物或者垃圾食品会导致结直肠癌吗

人们常说"病从口入"，而肠道作为大众公认的"排污下水道"，

更是首当其冲的"受害者"。虽然结直肠癌的发生与发展是一个多种因素长期共同作用的结果，但可以肯定的是，不健康的饮食习惯是结直肠癌的重要危险因素之一。

腌制食物在腌制过程中可生成亚硝酸盐，而亚硝酸盐在人体内微生物的作用下则会生成致癌物质亚硝胺，从而增加罹患结直肠癌的风险。另一方面，蔬菜被腌制后其所含的维生素会损失较多，特别是维生素 C 几乎会全部流失。因此，食用新鲜蔬菜水果，不仅有助于维持身体健康，还可以早期预防大肠癌。油炸食物在反复高温加热的过程中，其所含有的不饱和脂肪酸会产生有毒性的聚合物，例如大部分油炸、烤制食品中含有高浓度的丙烯酰胺，高温烹制鱼、肉裂解产生的二甲基肼等均有较强的致癌作用。

另外，高蛋白质、高脂肪膳食同样与结直肠癌的发病息息相关。调查结果显示，结直肠癌在欧洲、北美和大洋洲等脂肪食用较多的地区多发，而在非洲及亚洲多数食用脂肪较少的国家发生率较低。随着我国经济发展，人们改变了以水果蔬菜类和碳水化合物类为主的食物搭配，代之以高脂肪、高蛋白质、高能量的摄入，从而导致结直肠癌发病率呈明显上升趋势，且经济发达地区发病率明显高于欠发达地区。其致病原因可能是胃肠道在消化高脂肪类食物时，需要更多的胆汁，多余的胆汁被肠道细菌分解后，产生有致癌作用的"二级胆酸"，这种致癌物常年作用于肠黏膜，容易使肠黏膜发生癌变。

关于辣椒能否致癌目前还没有确切的定论，而适量的辣椒摄入则被证明具有防癌的功效，许多研究都发现辣椒中的辣椒素能够通过影响肿瘤细胞的代谢，起到协助杀灭肿瘤细胞的作用。另外，辣椒还是一种营养极为丰富的蔬菜，红辣椒中的维生素 C 含量是蔬菜当中最高的，100 g 辣椒当中的维生素 C 含量高达 14 μg，是番茄的 10 倍，胡萝卜素含量也是普通蔬菜的 2 ～ 4 倍，仅仅比胡萝卜稍低一些。总之，对于日常饮食的选择，总的原则应是各类食材均衡摄入，适量不过量，尽量少吃不健康的食品，在保证营养的同时，起到预防肿瘤的功效。

（贺子轩）

❼ 结直肠癌遗传吗？有亲属得了结直肠癌，我患病风险大吗

癌症是否会遗传这个问题一直是备受大家关注的话题，特别是对于那些有家族史的人，癌症仿佛是一把悬在头顶的达摩克利斯之剑，以至于整日忧心忡忡，甚至出现焦虑、抑郁等症状，严重影响日常生活质量。目前，科学的观点是癌症不会直接遗传，但却与遗传相关，并且具有一定的家族倾向性。癌症的发生是一个长期的过程，同时也是遗传因素与环境因素长期相互作用的结果。同样遗传背景的两个人，如果生活环境和饮食作息不同，其发生癌的概率也不尽相同。换句话讲，在癌症面前，并非人人平等。每个人对不同癌的易感性以及对不良生活方式的耐受力是不一样的。就像每个人天生就有高矮胖瘦的区别，每个人跟癌症的"亲和力"也不一样。

对于结直肠癌，目前的流行病学调查显示，家族中有直系亲属患结直肠癌的人，其患结直肠癌的风险较普通人高 2 ～ 3 倍，我们称这类人为高危风险人群。但高危风险并不意味着将来在某一时间一定会发病，针对具有高危风险的人群，目前认

为应该从 40 岁开始，定期进行结肠镜检查以进行早癌筛查，以便早诊早治。

此外，有些遗传疾病与结直肠癌的发生密切相关。一种是家族性腺瘤性息肉病（FAP），FAP 患者的结肠内可出现数十至数百个大小不一的息肉，若不及早治疗，90% 以上的 FAP 将有可能转变成肠癌。FAP 患者如果能够及早行结肠镜检查并接受手术治疗，便可有效阻止 FAP 发展成癌。还有一种叫遗传性非息肉性结直肠癌（HNPCC），又称 Lynch 综合征，是一种遗传性的结直肠癌，占结直肠癌的 5% ～ 15%。HNPCC 是一种常染色体显性遗传疾病，患者子女均有 50% 概率遗传这一基因，基因携带者有 70% ～ 80% 的可能患结直肠癌。如果家族中已有成员被确诊为 HNPCC，那么家族的其他成员应尽早行基因检测，以便对发生基因突变的人进行早期干预和处理，从而提高治疗效果和延长生存时间。

（贺子轩）

❽ 体型胖瘦和结直肠癌有关系吗

人们常打趣道"一胖毁所有"，这其实不该是句玩笑话。随着经济快速发展并伴随人类生活方式及生产方式的改变，肥胖或超重人群在全球范围内呈现爆炸式的增长。据世界卫生组织统计，目前全球范围内共有 22 亿人受超重或肥胖问题困扰，其中约 1.077 亿儿童和 6.037 亿成人为肥胖，肥胖总体患病率分别为 5.0% 和 12.0%。就肥胖人口数量来说，成年人肥胖人口数最多的国家是美国和中国，儿童肥胖人口数最多的国家是中国和印度。

肥胖绝不只是美丑的区别，它带来的健康问题正在日益受到科学家和公众的重视。大量流行病学研究显示，肥胖是多种慢性疾病的危险因素，包括冠心病、糖尿病、高血压、高血脂等，同时，肥胖还与一些恶性疾病有关，如乳腺癌、子宫内膜癌、食管癌、结直肠癌等。那么肥胖的人为何容易患结直肠癌呢？

首先，我们需要了解一下，如何判断一个人是否肥胖。所谓肥胖是指人体内脂肪储量超过正常人的平均水平，特别是以三酰甘油为主的体脂成分。目前判断一个成年人是否肥胖常用体重指数（BMI）来判断，计算方式为体重（kg）除以身高（m）的平方，正常的 BMI 值为 $18.5 \sim 23.9 \ kg/m^2$，超重为 $24 \sim 27.9 \ kg/m^2$，肥胖则是达到 $28 \ kg/m^2$ 及以上。

肥胖的人为何更容易患结直肠癌呢？首先，肥胖可导致人体内激素水平变化、破坏细胞周期、引起代谢异常和炎症反应，从而增加脂溶性致癌物质潴留，诱发癌症。其次，饮食是引起结直肠癌的最重要因素之一，以摄入大量肉类、脂肪、糖和甜品为特点的西式膳食模式，可改变大肠菌群组成，生成致癌物质，且使肠道中宿便停留时间延长，进一步提升了罹患结直肠癌的风险。另外，研究发现经常进行体育锻炼或从事体力劳动的人，结直肠癌的发病率较低，这从另一方面证明了肥胖和肠癌的关系。因此，多种因素的相互作用，使肥胖的人更容易患结直肠癌。

对于已经肥胖的人群，也不必太过于担心，因为有研究证明，肥胖者只要逐渐改变膳食结构，减少脂肪摄入，增加纤维素摄入，重新获得理想体重，就可以降低患结直肠癌的风险。但对于那些病理性肥胖患者，需要进一步医院就诊，寻找肥胖病因，从病因方面合理降低体重，进而维护身体健康。

（贺子轩）

❾ 缺乏体育运动会导致结直肠癌风险增加吗

随着社会经济的高速发展，人们的工作强度和生活压力也越来越大，生活方式也发生了明显改变，运动甚至成为了很多上班族的"奢侈品"。可大多数人却不知道，这样的生活方式竟使自己患结直肠癌的风险增加了许多。

2016 年《美国医学会杂志·内科学》发表了美国国家癌症中心进行的一项大型研究，该研究纳入了 144 万人，平均随访 11 年，平均每周运动约 150 分钟，运动方式有步行、跑步与游泳等，最后有 18.7 万人罹患癌症。结果显示，体育锻炼能显著降低 13 种癌症的发病率，分别为食管癌（42%）、肝癌（27%）、肺癌（23%）、肾癌（23%）、胃癌（22%）、子宫内膜癌（21%）、白血病（20%）、骨髓瘤（17%）、结肠癌（16%）、脑癌（13%）、直肠癌（13%）、膀胱癌（13%）和乳腺癌（10%）。通过研究我们可以看到，不管是结肠癌还是直肠癌，都可以通过运动的方式降低其发病率。

在美国国家癌症中心和世界癌症研究基金会发布的关于生活方式和癌症预防的报告《膳食、营养、运动与癌症：全球观点》中，提到了 10 项预防癌症的建议，前两项均与运动有关，第一项是保持健康体重，而众所周知运动是保持健康体重最为重要的措施之一；第二项是积极参加运动，这更是直接肯定了运动在癌症预防中的作用。

运动预防癌症发生作用的机制仍不清，可能与以下一些机制有关：运动具有重要的免疫调节作用，可以提升人体免疫能力；运动可显著减少氧化应激（致癌因素），提高 DNA 自我修复能力，减少机体癌变概率；运动可刺激结肠蠕动，促进排便，减少粪便在肠道内潴留时间，使得粪便中的一些致癌物质与肠道的接触时间缩短；通过运动还可以减重，使得体重维持在合适水平，而肥胖，尤其是腹型肥胖是结直肠癌发病的危险因素之一。

关于运动的强度和运动量，世界卫生组织建议，成人每周至少进行 150 分钟中等强度运动或者 75 分钟高强度运动，中等强度运动包括：步行、骑行、家务劳动、园艺、游泳、跳舞等，高强度运动包括：跑步、快速游泳、快速骑行、有氧健身操、团队运动等。所以，我们不必拘泥于运动的形式，只要根据自己的身体状况进行合理的锻炼，达到一定的运动量，就能起到预防结直肠癌的作用。

（王润东）

⑩ 患哪些疾病会导致结直肠癌风险增加

导致结直肠癌风险增加的疾病有以下几种。

首先是结直肠癌的癌前病变，主要包括腺瘤性息肉和炎症性肠病等。结直肠息肉是从肠黏膜表面突起到肠腔的隆起状赘生物，通俗地说，是长在肠管内的一个肉疙瘩，是结肠发病率最高的良性病变。结直肠是息肉的高发部位，由于很少引起不适症状，因此往往不易被发现，多数是在体检或检查其他疾病时才被发现的。息肉分为腺瘤性息肉和非腺瘤性息肉两类。腺瘤性息肉有癌变可能，且大部分的结直肠癌来自于腺瘤性息肉的演变。而非腺瘤性息肉如炎症性息肉等，与结直肠癌发病的直接关系不大。腺瘤性息肉从正常黏膜到癌变过程一般需要十几年的时间。所以，如果发现了腺瘤性息肉也不要过分担心，及时切除就可以阻断这个过程。

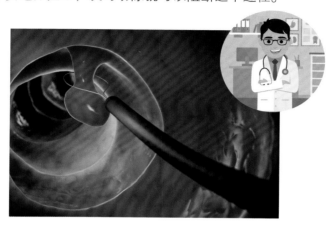

炎症性肠病（IBD）包括溃疡性结肠炎（UC）和克罗恩病（CD），是一种以肠道慢性非特异性炎症为主要表现的疾病。过去该病在西方的患病率远高于我国。随着我国人民生活方式的改变，近年来该病在我国的发病率正在逐年上升。IBD 患者发生结直肠癌的风险是普通人群的 2 ～ 6 倍，患病时间越长，炎症程度越重，结直肠癌风险越高，而且 IBD 相关的结直肠癌发病年龄要早于一般的结直肠癌。因此，如果患有炎症性肠病，一定要定期进行结肠镜检查，以便及时发现癌变并处理。

其次是一些遗传性息肉综合征如黑斑息肉综合征、家族性腺瘤性息肉病等，前者表现为唇、颊、面、手等处黏膜、皮肤色素斑和全胃肠道多发的错构瘤性息肉，最常累及小肠；后者表现为全结肠分布的成百上千个腺瘤性息肉。其他肠息肉病还包括幼年性息肉病、锯齿状息肉病综合征等。此类遗传性疾病均会导致患结直肠癌的风险增加。

此外还有 2 型糖尿病也会增加结直肠癌风险，与非糖尿病患者相比，2 型糖尿病患者的结直肠癌发病率增加 27%，死亡率增加

20%，其机制可能与胰岛素及胰岛素样生长因子（IGF-1）有关。所以患有糖尿病的人群应更加注意结直肠癌筛查。

（王润东）

⓫ 是否有保健品或药品可以预防肠息肉和结直肠癌

针对这个问题，我们首先要分清保健品和药品的区别。保健品是保健食品的通俗说法，是指声称具有特定保健功能或者以补充维生素、矿物质为目的的食品，即适宜于特定人群食用，具有调节机体功能，不以治疗疾病为目的，并且对人体不产生任何急性、亚急性或者慢性危害的食品。保健品是中国大陆的一般称呼，在国外和港澳台地区一般称之为膳食补充剂。

其实所谓保健品，其成分不外乎是维生素、矿物质、天然植物提取物、海洋生物提取物等。其中的有些成分经过研究（主要是体外实验和动物实验）可能提示有抗癌功效，但不能寄希望于简单地靠吃含有这种成分的保健品防癌。含有抗癌成分不等于吃了就可以防癌抗癌。动物实验研究是从这种食物中提取到某个成分，然后用一定剂量去对动物进行实验。即使对人体有效，我们如果要想达到目标有效剂量，也远非简单服用可以满足的。

所谓的"防癌或抗癌保健品"其实更多的是补充人体缺乏的维生素和营养物质，可能对于调节人体免疫力和抵抗力有所帮助。但保健品不是药品，它只是人体的一种营养补充剂，并不能直接用于治疗和预防疾病。国家批准上市的保健品一般对人体无明显的毒副作用，但单纯用保健品来预防和治疗癌症显然不太现实。

目前有比较明确证据支持的预防肠息肉及结直肠癌的药品有：① 阿司匹林：有研究指出，规律服用阿司匹林持续 3～10 年可明显降低人群结直肠腺瘤的发生。② 叶酸：我国一项纳入 960 例患者的研究发现，补充叶酸可预防散发性结直肠腺瘤尤其是进展期腺瘤的发生。③ 维生素 D 和钙剂：高维生素 D 摄入降低结直肠腺瘤风险，钙剂具有减少结直肠腺瘤再发的作用。④ 小檗碱：我国研究证实小檗碱可起到预防腺瘤复发的作用。这些证据虽然是大样本量、长时间随访的研究结果，但本身多为回顾性研究存在多种异质性，学界对其可推广性仍然有一定的不确定性。

虽然这些药物被证实有减少腺瘤或结直肠癌发生及复发的作用，但目前没有足够的证据支持一般人群使用此类药物进行预防。此外，很多药物会产生较为严重的不良反应，如研究显示服用阿司匹林可能造成胃黏膜损伤，引起消化道出血，所以我们在生活中切忌盲目服药。

总而言之，目前的研究和证据不支持一般人群靠保健品来预防肠息肉和结直肠癌，更不应擅自服用药物进行想当然的预防，而结直肠癌高风险患者应该在行动之前咨询专业医生，不可胡乱决定。

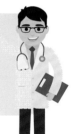

（王润东）

⑫ 我国结直肠癌为何越来越多？是否有年轻化趋势

国家癌症中心的统计数据显示，近年来我国结直肠癌的发病率呈现出明显的上升趋势，以男性为例，1989—1993 年我国城市男性的结直肠癌发病率为 20/10 万，农村男性为 8.4/10 万；

2004—2008 年分别增长到 35.3/10 万和 15.4/10 万，在女性中也有同样的趋势，最近一次的全国统计数据显示，目前我国结直肠癌发病率仅次于肺癌和胃癌，居第 3 位，在城市和东部沿海地区更是达到第 2 位，仅次于肺癌。

导致我国结直肠癌发病率逐步上升的原因有以下几点：① 饮食结构西化：曾经结直肠癌在西方国家高发，而在我国发病率相对较低，但近年来我国饮食结构正逐渐西化。高脂肪、高蛋白质、低纤维的饮食结构与结直肠癌发病密切相关，脂肪、蛋白质可通过影响胆汁酸代谢等途径导致致癌物质产生增多，而纤维素摄入过少，会导致粪便通过肠道的时间增加，从而使致癌物质与肠结膜接触时间增加，癌变机会增多。② 体育锻炼的缺乏和肥胖率的增长：随着生活节奏的加快和工作压力的增大，现在我国人群普遍缺乏体育锻炼，同时营养摄入又过剩，导致肥胖率逐年增长。而缺乏体育锻炼和肥胖都是结直肠癌发病的危险因素。③ 人口老龄化：年龄越大，结直肠癌的发病率越高。我国人口结肠老龄化也是结直肠癌发病率不断上升的重要原因。

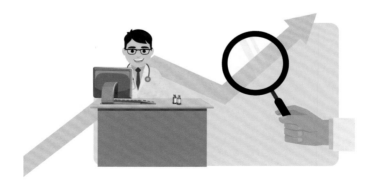

除了发病率的增长，结直肠癌的年轻化趋势也是值得我们关注的另一个问题。与从前相比，更多 50 岁以下的成年人被诊断为结直肠癌，这种趋势无论是在西方国家还是我国都已得到证实。其原因目前并不十分清楚，可能与饮食结构及生活方式的改变以及肥胖、糖尿病等的年轻化有关。鉴于此，美国癌症协会更新的结直肠癌筛查指南中已经把筛查年龄从 50 岁提前到了 45 岁，我国最新的结直肠癌筛查专家共识把筛查年龄定为 50 ～ 75 岁，主要是考虑到我国人口基数大，结肠镜资源不足，同时也指出应密切关注 40 ～ 49 岁甚至更年轻人群的结直肠癌流行病学趋势，结合多种因素考虑是否将其纳入目标人群。对于有结肠癌家族史和不健康生活方式等危险因素的人群来讲，要考虑在更早的年龄进行结直肠癌的筛查。

（王润东）

⓭ 预防结直肠癌，我们能做什么

养成良好的生活习惯对于预防结直肠癌有重要作用。

首先，要给"入口"的东西把好关。权威医学杂志发表的研究表明，蔬菜含有产生维持肠道健康的化学物质，经常食用有预防肠道炎症和肿瘤的作用。水果、蔬菜中纤维素含量丰富，可以

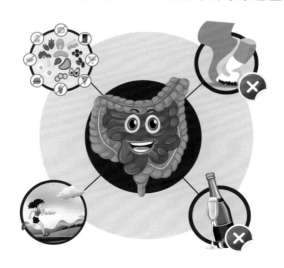

促进肠道蠕动，吸附亚硝胺、多环芳烃等致癌物质，增加饱腹感。虽然纤维素不能直接被人体消化吸收，但能够维持肠道健康，预防大肠癌的发生。蔬菜水果还含有维生素和微量元素，对人体健康的免疫力也有益处。另外，人体肠道中有益菌群和有害菌群处于动态平衡，适当食用含有益生菌的酸奶饮品有利于肠道健康，但药用益生菌需在医生或药师指导下使用，不可当作日常保健品自行服用。

然而，高脂膳食或与大肠癌发病有密切联系，这可能是我国经济发展过程中大肠癌发病率呈上升趋势的原因之一，其致病机制可能为未消化的脂肪被结肠内细菌分解产生致癌物质；腌制食品中含有的亚硝酸盐在人体内可被微生物反应生成致癌物质亚硝胺；烟熏、油炸、烤制食品中，不饱和脂肪酸受高温作用可产生丙烯酰胺、二甲基肼等致癌物质，毒性较强。

因此，我们提倡均衡膳食，多食用新鲜蔬菜水果和优质蛋白有利于身体健康，降低罹患大肠癌的风险。

其次，我们要尽量远离烟酒这两个老生常谈的"疾病元凶"。烟草中含有多达 55 种致癌物，是多种恶性肿瘤的重要危险因素。罹患大肠癌的风险随吸烟量的增大而显著提高；吸烟年龄小及长期吸烟会使大肠癌发生年龄提前，二手烟同样会增加患癌风险。反之亦然，越早戒烟，对健康的益处也更大。

酒精为一级致癌物，与多种恶性肿瘤的发生有关。酒精本身对胃黏膜有较大刺激，还会增加肝脏的代谢负担，为了身体健康应当严格限制饮酒。

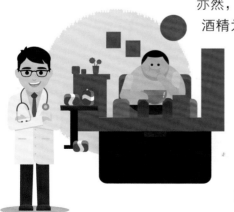

肥胖和缺乏运动也是两个有所关联的危险因素。肥胖可导致人体内激素水平变化、细胞周期破坏以及代谢异常和炎症反

应，从而增加脂溶性致癌物质潴留，诱发癌症。缺乏运动是肥胖的诱因之一，且有研究发现大肠癌的发生与运动不足、不良饮食习惯有关。有不少研究发现中等强度以上的运动能够降低上消化道肿瘤、胰腺癌等的发生。

总之，养成健康的生活习惯可以明显降低非遗传因素导致的大肠癌发病风险。另外，老年人致癌因子效应积累、免疫功能下降、胃肠功能减弱，大肠癌发病风险更高，应定期行结肠镜检查以监测肠道健康，及时掐灭早癌的火苗。应科学防治大肠癌，不宜轻信保健品养生而忽视临床诊疗的作用，也不可擅自服用自认为有预防作用的药物，保健品和药物都不能代替良好的生活习惯，更不能代替镜检查在适宜人群的筛查作用。

（吴佳艺）

参考文献

［1］中华医学会消化内镜学分会，中国抗癌协会肿瘤内镜学专业委员会. 中国早期结直肠癌筛查及内镜诊治指南（2014，北京）［J］. 中华医学杂志，2015，32（6）：341-360

［2］Fang X，Wei J，He X，et al. Quantitative association between body mass index and the risk of cancer: A global meta-analysis of prospective cohort studies［J］. International Journal of Cancer，2018.

［3］Ben Q，An W，Jiang Y，et al. Body Mass Index Increases Risk for Colorectal Adenomas Based on Meta-analysis［J］. Gastroenterology，2012，142（4）：762-772.

［4］Moore SC，Lee IM，Weiderpass E，et al. Association of Leisure-Time Physical Activity With Risk of 26 Types of Cancer in 1.44 Million Adults［J］. JAMA Intern Med，2016，176（6）：816-825.

［5］Diet，Nutrition，Physical Activity and Cancer: a Global Perspective［R/OL］. https://www.wcrf.org/dietandcancer.

［6］ Keller DS，Windsor A，Cohen R，et al. Colorectal cancer in inflammatory bowel disease: review of the evidence ［J］. Tech Coloproctol，2019，23（1）：3-13.

［7］ 柏愚，杨帆，马丹，等.中国早期结直肠癌筛查及内镜诊治指南（2014年，北京）［J］.胃肠病学，2015，20（06）：345-365.

［8］ 中华医学会消化病学分会，中华医学会消化病学分会肿瘤协作组.中国结直肠癌预防共识意见（2016年，上海）［J］.中华消化杂志，2016，36（11）：721-733.

［9］ 何鹏展.结直肠癌化学预防的研究进展［J］.疑难病杂志，2019，18（10）:1067-1071.

［10］ 陈万青，郑荣寿，曾红梅，等.1989—2008年中国恶性肿瘤发病趋势分析［J］.中华肿瘤杂志，2012，34（7）：517-524.

［11］ 郑荣寿，孙可欣，张思维，等.2015年中国恶性肿瘤流行情况分析［J］.中华肿瘤杂志，2019，41（1）：19-28.

［12］ 国家消化系统疾病临床医学研究中心（上海），国家消化道早癌防治中心联盟，中华医学会消化内镜学分会，等.中国早期结直肠癌筛查流程专家共识意见（2019，上海）［J］.中华消化内镜杂志，2019，36（10）：709-719.

［13］ 姜艳芳，魏志，孙自勤.中国青年大肠癌发病趋势分析［J］.胃肠病学和肝病学杂志，2016，25（9）：982-987.

［14］ 中国结直肠癌诊疗规范（2017年版）［J］.中华临床医师杂志（电子版），2018，12（1）：3-23.

［15］ 陈伟霖，黄丽萍，韩煌煌.腌制食品摄入联合吸烟、饮酒与食管癌发病关系病例对照研究［J］.中国公共卫生，2018，34（5）：643-646.

［16］ 杜楠.结直肠癌治疗进展［J］.中国癌症防治杂志，2017，9（5）：350-355.

［17］ 王锡山.中美结直肠癌流行病学特征及防诊治策略的对比分析［J］.中华结直肠疾病电子杂志，2017，12（6）：447-453.

结直肠癌能否实现早期诊断

⑭ 结直肠癌或肠息肉有什么症状

结直肠癌患者早期可无明显症状，或症状易与其他良性疾病混淆，不易引起患者的重视。肠息肉也很少引起明显不适，很少引起便血和肠梗阻，患者可能会出现大便隐血阳性，往往在体检中或检查其他疾病时偶然被发现。

结直肠息肉是生长在肠管内壁的"多余的"组织，主要分为腺瘤性息肉和非腺瘤性息肉两类。腺瘤性息肉经过进展有癌变的可能，伴有低级别或高级别异型增生，级别越高则最终癌变风险越高，属于大肠癌前病变。非腺瘤性息肉主要包括炎症性息肉，与结直肠癌没有直接联系，进展为大肠癌的风险相对较小。

正常的肠黏膜最终进展到大肠癌往往需要几年至十几年的时间，要经过正常肠黏膜→增生→增生性息肉→小腺瘤→大腺瘤伴高级别上皮内瘤变→早期腺癌→晚期腺癌等相对较长的过程。此过程前慢后快，早期人体可感觉不到异常，常常在进入结直肠癌中晚期阶段后，出现以下症状。

● 便血：早期没有明显症状，部分患者可出现大便习惯改变，进入中晚期后，在大便表面可出现肉眼可见的血迹。

● 黏液便、脓血便：中晚期的结直肠癌可引起大便中带有鲜红或暗红的血液和黏液，且粪便和血液、黏液互相混合。

● 排便习惯改变：主要包括大便频率、大便性状的改变，如大便次数变多、便秘、大便变细等。

● 腹部包块：多见于中晚期左半结肠肿瘤患者，腹部体格检查可触及不易活动的包块。

● 腹痛、腹胀：疼痛部位多在中下腹部，程度轻重不一，多为隐痛或胀痛。

● 全身症状：贫血、消瘦、乏力等慢性消耗性症状最为常见，部分患者会出现发热、恶病质。总之，患者出现上述一项或多项症状，代表罹患中晚期结直肠癌的风险较高，应及时到医院就诊。

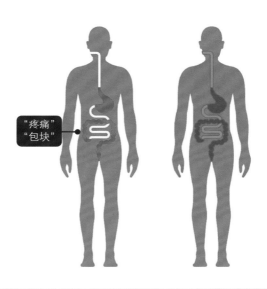

"疼痛"
"包块"

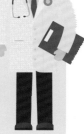

　　另一方面，晚期结直肠癌即使得到了充分的治疗，患者的 5 年生存率仍低于 40%，而早期结直肠癌及时治疗后 5 年生存率可超过 90%。因此，我们提倡中老年人定期进行结直肠癌筛查，将癌症扼杀在摇篮里。炎症性肠病患者等特殊人群结直肠癌的发病率明显高于普通人，患有此类疾病的人更应该严格遵医嘱进行治疗和复查，预防结直肠癌的发生。

（吴佳艺）

⓯ 大便带血，是痔疮还是结直肠癌

大便带血是肠道疾病常见症状之一，可出现在痔疮、结直肠癌、炎症性肠病、肛裂等多种疾病的患者中。出现便血时，应综合考虑，不能单凭便血一个症状来诊断患者是否为痔疮或结直肠癌。需要注意的是，大便呈黑色也提示消化道出血的可能，不要忽视这一报警信号。

> 在生活中，出现便血、腹痛、腹泻、便秘、大便带脓等症状时，没有医学背景的老百姓很难第一时间想到癌症，往往会认为是"肠炎""胃炎"等普通常见疾病。出现大便带血时，应及时到消化科门诊就诊，根据医生建议进行检查。

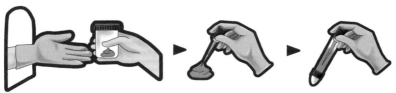

一般情况下，医生进行视诊和直肠指诊即可判断患者是否有痔疮，痔疮是肛门部位的静脉曲张形成的——至多个血管团，与大肠癌没有联系，即痔疮不会恶化成大肠癌，患者有无痔疮也不能作为是否罹患大肠癌的判断依据。直肠指诊就是医生戴手套，将示指从肛门伸入到直肠腔里，根据手指触及直肠四周黏膜进行检查，得出初步诊断。但有时受限于医生手指的长度，直肠上端的病变难以触碰到。

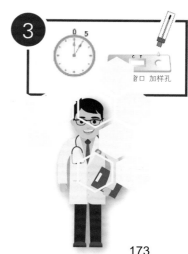

因此，我们建议便血的患者尽早进行结肠镜检查，可确定有无息肉、癌变或炎症性肠病等，这些疾病都有造成便血的可能，结肠镜对于早期发现和治疗都十分有意义。

> 结肠镜是鉴别痔疮、结肠炎和结直肠癌等疾病最有效的检查方法，出现便血的患者，特别是伴有年龄超过 45 岁、病情反复、体重降低、贫血、乏力等其他危险因素的患者，应该行结肠镜检查，并在必要时通过病理检查鉴别疾病的具体性质。如果做了结肠镜发现患有炎症性肠病，如溃疡性结肠炎、克罗恩病等，则应严格遵医嘱进行治疗和复查。
>
> 总之，患者出现便血时，医生无法单凭此症状确诊某一疾病，而及时行结肠镜检查可及时诊断早期大肠癌，和可引起癌变的腺瘤性息肉等疾病。

（吴佳艺）

⑯ 腹泻、便秘或大便习惯改变提示结直肠癌吗

腹泻、便秘或大便习惯改变是结直肠癌的报警症状，若出现相关症状，特别是伴有大便带血带脓、腹痛、腹胀、贫血乏力等其他相关报警症状时，应该及时就诊。

同时也要认识到，只凭腹泻、便秘或大便习惯改变的症状时无法确诊和早期发现结直肠癌。结直肠癌患者出现此类症状常因为肿瘤的生长已经影响了正常肠道功能，如便秘、大便变细可能是因为肿瘤使肠腔相对狭窄，且常表现为腹泻与便秘交替出现。其他胃肠道疾病、肝胆胰疾病、全身其他系统的疾病也会导致消化道症状，需要进一步检查才能明确诊断。

炎症性肠病主要包括溃疡性结肠炎和克罗恩病，患者肠道存在

反复发生的黏膜溃疡和炎症，会反复出现腹泻、便秘、大便带血、带脓等相关症状，且不经治疗手段干预难以自行痊愈。炎症性肠病的诊断需要内镜和病理检查来明确。

病程持续超过 4 周的慢性腹泻可能与结直肠癌的发病有一定的关联，40 岁以上人群出现慢性腹泻、慢性便秘、慢性阑尾炎、大便带血（黏液、脓等）及精神创伤史中的任意两种表现时，结肠癌的发病率有所增加。另一方面，研究表明，慢性便秘会引起肠道息肉发生率增加，而腺瘤性肠道息肉进展为结直肠癌的风险较高，故新发便秘患者应完善相关检查，明确便秘的原因，以便对症和对因治疗，更有效地缓解症状。

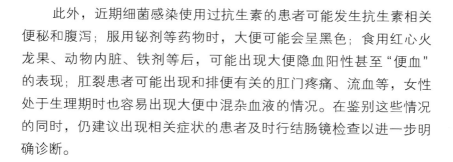

病程持续超过 4 周的慢性腹泻可能与结直肠癌的发病有一定的关联，40 岁以上人群出现慢性腹泻、慢性便秘、慢性阑尾炎、大便带血（黏液、脓等）及精神创伤史中的任意两种表现时，结肠癌的发病率有所增加。另一方面，研究表明，慢性便秘会引起肠道息肉发生率增加，而腺瘤性肠道息肉进展为结直肠癌的风险较高，故新发便秘患者应完善相关检查，明确便秘的原因，以便对症和对因治疗结合，更有效地缓解症状。

此外，近期细菌感染使用过抗生素的患者可能发生抗生素相关便秘和腹泻；服用铋剂等药物时，大便可能会呈黑色；食用红心火龙果、动物内脏、铁剂等后，可能出现大便隐血阳性甚至"便血"的表现；肛裂患者可能出现和排便有关的肛门疼痛、流血等，女性处于生理期时也容易出现大便中混杂血液的情况。在鉴别这些情况的同时，仍建议出现相关症状的患者及时行结肠镜检查以进一步明确诊断。

（吴佳艺）

⑰ 什么是结直肠癌高危人群？哪些人需要接受结直肠癌筛查

通过前面的问题我们了解到结直肠癌是一种在遗传背景的影响下，多种环境与生活因素共同作用导致的疾病。我们如果要预防结直肠癌，除了要养成良好的生活习惯外，最重要的就是要做好结直肠癌的筛查，提前发现癌前病变和早期结直肠癌。那么，在我们普通人中，有哪些人需要尤为注意，及时进行结直肠癌的筛查呢？

具体的，根据我国目前的结直肠癌高危因素量化和伺机筛查风险问卷，我国结直肠癌的高危人群包括：① 有消化道症状（如大便习惯和形状改变、便血、黏液便及腹痛）或不明原因贫血或体重下降的人群。② 一级直系亲属患有大肠癌病史。③ 有恶性肿瘤病史者。④ 有大肠癌癌前病变者：结直肠息肉（腺瘤性息肉）、溃疡性结肠炎、克罗恩病、结肠血吸虫病、遗传性非息肉病性结肠癌（HNPCC）和家族性腺瘤性息肉病（FAP）。⑤ 同时具有以下 2 项或以下 2 项以上者：a. 慢性便秘（近 2 年来每年便秘在 2 个月以上）；b. 慢性腹泻（近 2 年来腹泻累计持续超过 3 个月，每次发作持续时间在 1 周以上）；c. 不良生活事件史（发生在近 20 年内，并在事件发生后对本人造成较大精神创伤或痛苦）；d. 慢性阑尾炎病史或曾行阑尾切除术；e. 慢性胆道疾病病史或曾行胆道切除术。⑥ 盆腔接受放射治疗者。

除了与消化道症状和病史等因素外，结直肠癌的发病其实还与年龄、性别和生活习惯等危险因素息息相关，因此除了上述这些有明确结直肠癌风险增高危险因素的人群需要接受结肠镜检查外，我们也推荐 50 ～ 75 岁的一般人群接受结直肠癌的筛查，特别是男性、吸烟者、肥胖者、有糖尿病史者，这些危险因素符合越多者越应该尽早参加筛查。因为这部分所谓的一般人群的肠癌发病率稍微比高危人群低一些，但其腺瘤检出的平均概率也达到了 30% ～ 50%，这类人群所发生的结直肠癌其实占据了所有结直肠癌的最主要部分。需要说明的是，50 ～ 75 岁的一般人群参加结直肠癌筛查时大可不必对结肠镜有畏难情绪，可以自由选择风险评分系统、粪隐血检查或 DNA 检查，根据这些结果确定后再与医生商量是否需要进一步接受结肠镜检查。76 ～ 85 岁人群根据个人健康状况和预期寿命，咨询医生后选择是否筛查，85 岁以上人群我们不再建议进行结直肠癌筛查。

（赵九龙）

⑱ 结直肠癌筛查有哪些方法？最可靠的是哪种

生活中，很多人一听到结直肠癌筛查就会有抗拒心理，将结直肠癌筛查和结肠镜检查等同起来。其实这样的畏难情绪大可不必，作为医务专业人员科普来讲，我们首先要强调结肠镜在结直肠癌筛查中的金标准地位，在筛查手段中我们最推荐患者接受肠镜检查。但对于筛查的效果而言，没有直接证据显示各种筛查手段之间有明显的差异，参与筛查的意义远胜于接受结肠镜检查，大家完全可以选择自己可以接受并坚持的筛查手段。所以，让我们行动起来参与筛查，一起来了解下可以帮我们筛查的手段吧！

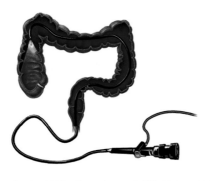

结肠镜检查是结直肠癌筛查中最可靠的方法，结肠镜下活检或切除标本的病理检查是结直肠癌确诊的金标准，镜下切除癌前病变可降低结直肠癌的发病率和死亡率。结肠镜检查需要做好肠道准备工作，检查前一天建议进食米粥等流质食物，再使用泻药把肠道清洗干净，这样医生可以看得更清楚，容易发现细小病变。肠镜是一根纤细、柔软、灵活、前端载有摄像头的管子，可直接观察到结直肠腔内壁情况，是发现肠道肿瘤最敏感的方法。目前推荐筛查周期为每 5～10 年 1 次高质量结肠镜检查。

除肠镜之外，还有非常多方便且无痛的方法供我们选择。

（1）粪便隐血试验

包括化学法和免疫化学法，是基于粪便中血液的检查，检查者无需清理肠道或者麻醉，仅需留取粪便后送检，是结直肠癌无创筛查的重要手段。粪便隐血试验是目前最常用的粪便隐血试验方法，具有价格低廉、检测便捷等优点，但化学试剂检测结果易受食物、药物等多种因素干扰，结直肠癌及其癌前病变的检出率较低。免疫化学法粪便隐血试验克服了化学法产品的不足，检测结果不受食物或药物的影响，但也较难检出进展期腺瘤等癌前病变。目前推荐每年进行 1 次便隐血检测，如果检测结果阳性，建议进一步做肠镜检查。

（2）粪便 DNA 检测

粪便 DNA 检测是 2014 年获得 FDA 批准用结直肠癌筛查的无创检查方法，检测粪便中有可能跟癌前病变或癌症有关的 DNA

变化，同时也可以检测便血，但价格相对偏高。建议每 1～3 年做 1 次筛查，如果检测结果阳性，进一步做肠镜检查。

（3）其他筛查方法

① 乙状结肠镜筛查。乙状结肠镜可检查降结肠、乙状结肠及直肠，对肠道准备要求低，但由于自身局限性，难以发现近端结肠肿瘤，因此目前不推荐使用乙状结肠镜进行结直肠癌筛查。② 结肠 CT 成像技术。通过腹部高精度 CT 检查模拟成像，获得结直肠的三维图像，从而诊断肠道肿瘤。但该方法存在操作相对复杂、检查费用昂贵、有放射线危害等诸多问题，目前暂不建议应用于人群筛查，仅适用于部分无法完成全结肠镜检查的病例。③ 结肠胶囊内镜筛查。胶囊内镜检查具有无痛苦、方便快捷等优点，但由于发现病变后无法取活检的局限性，仍需结肠镜确证，综合成本效益考虑，目前国内暂不推荐用于结直肠癌筛查。④ 血浆 Septin9（SEPT9）基因甲基化检测。甲基化 SEPT9（mSEPT9）基因是结直肠癌发生发展过程中的重要分子标志物，对结直肠癌预测有一定价值，但对于癌前病变（结直肠腺瘤、息肉及进展期腺瘤）的诊断效率不足，不推荐用于常规筛查，可作为个体化诊断的选择与补充。⑤ 粪便丙酮酸激酶（M2-PK）检测是一种新型的检测手段，目前尚缺乏大规模临床研究验证其筛查效果。需要说明的是，这些"其他筛查方法"虽不作常规推荐筛查，但作为筛查措施的"备选项"，在推荐手段不可实施的情况下，作为补充，以进一步提高结直肠癌筛查率。

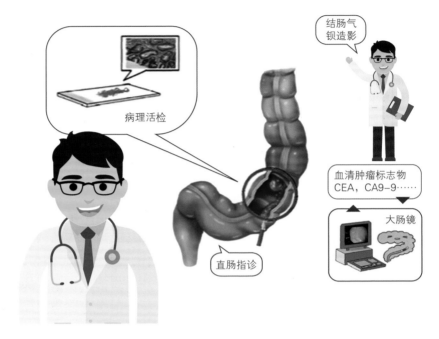

（赵九龙）

⓳ 抽血化验肿瘤标志物能早期发现结直肠癌吗

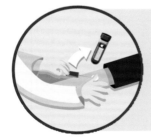

随着生活水平的提高和大众保健意识的增强，越来越多的人都参与到体检的大潮之中，那么体检中抽血化验中的肿瘤标志物能够帮助我们早期发现结直肠癌吗？

　　肿瘤标志物是众多体检套餐非常常见的组成部分，很多受检人都寄希望这些标志物能够给我们一些身体的信号，早期发现不好的疾病。然而事与愿违，实际情况往往与我们想象的大相径庭。就消化道而言，常用的消化道肿瘤标志物包括：CEA、CA19-9、AFP、CA72-4、CA242、CA125、CA50 和 NSE 等。其中，癌胚抗原（CEA）最早是从结肠癌和胚胎组织中提取出来的一种肿瘤相关抗原，所以常被认为是诊断结直肠癌的特异性标志物。但后来大量研究发现，除结直肠癌以外，小细胞肺癌、胰腺癌、乳腺癌、胃癌、卵巢癌等恶性肿瘤患者血清中 CEA 值同样可以升高，是一种广谱肿瘤标志物。

（1）CEA 值高了不一定有结直肠癌

良性肠道、胰腺、肝脏和肺部疾病患中（例如胆汁淤积，慢性肝炎，肝囊肿，胰腺炎，溃疡性结肠炎，克罗恩病，肺气肿）CEA 含量会轻至中度上升，但通常不超过 10 ng/ml。吸烟者中约有 33% 的人 CEA>5 μg/L。但 CEA 值逐渐上升或持续呈高水平状态，则良性疾病的可能性较小。因此，如发现 CEA 值持续或进行性升高，应尽早行结肠镜检查。

（2）CEA 值不高，不一定没癌，真正升高时往往已到晚期

即便是得了结直肠癌，也并不能保证 CEA 等肿瘤标志物检测结果 100% 是高的。也就是说，肿瘤标志物阴性也不能完全排除结直肠肿瘤。肿瘤细胞在体内发展初期是很难被检测到的，只有当肿瘤细胞分泌出来蛋白分子，我们才能在血液里检测到，而这个"时间差"可能有三四个月。此外，有些癌并不分泌蛋白分子，就更难被"捕捉"。

因此，CEA 等肿瘤标志物可用于辅助结直肠癌的诊断、监测疗效和肿瘤复发，但不能用于结直肠癌的初筛，要做到早期发现还要依赖结肠镜检查等技术手段，故而常有"没有胃肠镜的体检都是要流氓"说法。

（赵九龙）

⑳ 化验大便是在检测什么？能早期发现结直肠癌吗

通常医生所说的化验大便是指做粪常规 + 粪隐血检查，是临床上最常用的"三大常规"（血常规、尿常规、粪常规）之一，粪常规包括：大便性状、颜色、不消化物等物理学检查、隐血试验等化学检查；以及显微镜下查找血细胞、寄生虫、寄生虫虫卵、结晶和细菌等。

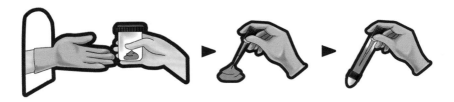

（1）辨色又辨形状

① 辨色：正常粪便呈黄棕色，淡黄色便多见于乳儿便或提示对脂肪消化不良，绿色便常出现在幼儿腹泻时或成人大量食用菠菜等绿色食品时，灰白色便常见于胆道阻塞性疾病，如胆囊炎、胆道结石、胆道肿瘤、胆道寄生虫等，果酱色便常见于急性变形虫痢疾，红色便多由结直肠癌、急性痢疾、痔疮等引起的肠道下部出血所致，大量食用火龙果、西红柿等红色食物也可出现红色便，柏油样便常由胃溃疡出血、肝硬化所致的食管胃底静脉曲张破裂性出血、胃肠道恶性肿瘤等上消化道出血所致。② 辨形状：正常人粪便为柱状、软便，粪便变细、变扁或不成形可见于直肠癌，球形硬便常由便秘引起，黏液稀便见于肠炎、痢疾等疾病，黏液脓性血便多见于细菌痢疾，酱色黏液便多见于阿米巴痢疾，水样、蛋花样便多见于急性肠胃炎，糊状便多见于小肠疾患，油花便多由于脂肪类进食过多不消化所致。

（2）"隐血试验"是重点

"便隐血试验"既对消化道出血诊断有重要价值，也作为消化道恶性肿瘤早期诊断的一个筛选指标，一般建议 40 岁以上人群每年做一次。由于肿瘤组织比较脆弱，大便通过的时候，会造成癌细胞损伤，可造成小血管破裂出血。出血量大时可直接观察到粪便颜色改变，但在出血量极少的情况下，肉眼无法看出来是否有出血，需要做一个大便"隐血试验"，如果结果阳性，建议进一步进行肠镜检查，明确出血部位以及出血的原因。值得注意的是，结直肠癌的出血一般是间断性的，并不会每时每刻都便血，所以，做大便化验的时候，如果便潜血阴性，不能排除恶性肿瘤的可能。

（3）镜下观察作用大

显微镜下查出红细胞，多提示结肠炎、肿瘤、息肉、肠结核和痔疮出血等；如红细胞多于白细胞，多提示阿米巴痢疾；如白细胞多于红细胞，多提示细菌性痢疾；显微镜下见到多个白细胞而无红细胞，则提示患有肠炎；显微镜下见到虫卵及成虫，证明有寄生虫感染，常见的寄生虫有：蛔虫、蛲虫、钩虫、绦虫等。

（4）推荐多次检查和进一步检查

发现一次化验大便结果异常时，应引起足够重视，推荐进行反复化验。如果大便习惯在短时间内发生明显改变，如突然出现腹泻或便秘，或便秘、腹泻交替出现，关注化验大便结果的同时，应尽早行肠镜检查。

因此，化验大便结果异常的原因很多，可轻可重，不一定是结直肠癌，应结合临床表现和其他无创检查手段，有条件的情况下及早进行肠镜检查，以明确诊断，及时治疗。

（赵九龙）

㉑ 血液和大便基因检测对结直肠癌筛查有多大价值

随着社会发展日益高发的大肠癌，偏偏碰上了怕做肠镜筛查的高危人群，疾病早期出现的端倪就这样轻而易举地被放过了，愈演愈烈，甚至出现大便不通畅等困扰后才发现疾病已经进展到了中晚期，错过最佳的治疗时机。那么问题来了，早期无痛的检查方法到底有没有？

过去的研究表明，不管是在遗传性（家族性）大肠癌还是在散发性大肠癌中，遗传因素都起到了重要作用。那么基因检测是否能够起到筛查作用呢？粪便基因检测技术通过分析粪便正常细胞或者来自肿瘤的异常细胞中的遗传物质，检测是否存在特殊的成分（相当于肿瘤标志物），从而高度提示癌变的可能。

目前基因检测是结直肠癌筛查领域的最新突破之一，主要可以分为血液和粪便检测两个方向。顶尖医学期刊《新英格兰医学杂志》报道了粪便多靶点 DNA 不仅可以检查出绝大多数的大肠癌，而且相较于传统的粪便隐血检查，基因检测更能进一步地提高进展期腺瘤和锯齿状病变（癌前病变）的检出率，更加有利于早发现和早治疗；此外在血液检测方面，基于全基因组关联分析研究的基因检测可协助鉴定 C 反应蛋白风险基因位点，并建立癌基因风险评分，预测进展期腺瘤及结肠癌风险，提前确定筛查起始年龄和个体化结直肠癌筛查策略，真正做到"治未病"，从根本上预防结肠癌的发生。

此外根据《结直肠癌分子生物标志物检测专家共识》，对于怀疑有大肠癌的病人行大肠镜检查、取到活检标本之后，可以对标本进行 DNA 提纯检测，以判断预后和指导免疫治疗；对于怀疑有复发或转移的大肠癌病人，可以进行 RAS 和 BRAF 基因检测（包括相应基因当中的多个检测靶点），也可以判断预后和指导免疫治疗。

与大肠癌相关的抑癌基因主要有 *CC*、*p53*、*DCC*，原癌基因主要有 *K-ras*，*c-myc*。对于血液基因检测而言，主要可以通过外周血检测原癌基因和抑癌基因是否有突变来筛查大肠癌，但此项检查价格较为昂贵。另一方面，大肠癌的高危因素除了遗传之外，还有大肠腺瘤、炎症性肠病、年龄大于 50 岁、大便隐血阳性、一级亲属有大肠癌病史、本人有癌症史、长期吸烟或肥胖者、有盆腔放疗史者等。由于发生基因突变者不一定就会进展成癌症，因此血液基因检测结果可以作为辅助判断癌变的发生，但仍需结合其他临床情况进行最终诊断。

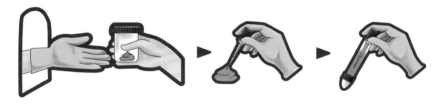

粪便和血液基因检测虽然简便易行，但是相比于目前的金标准电子内窥肠镜来说，在价格和准确率方面却没有绝对的优势。我们期待着有一天，这种高大上的基因检测方式，能以其无创无痛且准确率高的优势"飞入寻常百姓家"。

（赵胜兵）

㉒ 哪些人需要进行肠镜检查以筛查结直肠癌？多久一次

通过前面的问题我们已经了解到，不管是对于有结肠癌高危因素的高危人群，还是 50 ~ 75 岁的所谓一般人群，结直肠癌筛查都是非常有益和必要的。在筛查方式的选择上，我们也可以选择粪便隐血试验、粪便基因检测和内镜检查等多种手段。肠镜检查虽然最为准确，但它毕竟是略带疼痛的侵入性检查，肠道准备过程也比较麻烦，对我们的生活会造成一定干扰。那么在如此纷繁复杂的选择中，我们应该如何判断自己是否需要以及多久需要接受一次结肠镜检查呢？

本章第 17 问中我们已经介绍过，需要进行肠癌筛查的人群其实可以大致分为两类：有消化道症状或病史等危险因素的"高危人群"；50 ~ 75 岁的一般风险人群。一般来说，"高危人群"应该选择结肠镜检查作为筛查的首选方式。此外，"高危人群"接受肠镜检查的间隔也应该比一般人群更短，例如曾患有 10 mm 以上腺瘤患者切除病变后建议每隔 1 ~ 2 年接受肠镜复查，家族性腺瘤性息肉病也建议每年都接受肠镜检查。这部分"高危人群"的筛查频率虽总体较高，但各亚类人群之前的风险差异仍然较大，我们应该在与医生充分沟通后确定多久进行一次肠镜检查，尽可能地降低结直肠癌的风险。

与前者不同的，对于一般人群的结直肠癌筛查，我们并不过分强调肠镜的重要性。我们更需要记住的是"参加比选择重要"，只要我们坚持参与结肠癌筛查，无论选择何种方式都可以有效地降低肠癌的发病率。更为重要的，我们并不推荐所有人直接选择肠镜检查作为首选筛查手段，而是建议先接受粪便隐血试验检查、风险评分系统评级、粪便 DNA 检查甚至结肠胶囊内镜检查。通过这些检查和评级将其中结肠癌风险高的人群筛选出来，再接受肠镜检查，如无病变发现可以 5 年后再次接受肠镜检查或者定期重新进行危险评级；

而本身风险较低的人群仅需要每年接受 1 次粪便隐血检查或者定期进行粪便 DNA 或结肠胶囊肠镜的检查重新进行评估即可，仅当有阳性结果时考虑进行肠镜检查，从而避免大量低效无意义肠镜的产生。

如此一来，我们既可以实现预防结肠癌发生的风险，又免受肠镜检查的痛苦；对于国家而言，更是将有限的结肠镜检查资源有效运用到最有意义的高危人群上，实在是一项利国利民的筛查方案！

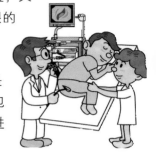

读者朋友们看明白了吗？赶紧来看看自己是不是这两大类需要接受筛查的人群吧，肠癌筛查包括可不仅限于肠镜检查，"行胜于无"，赶紧加入来，用结肠癌筛查来保护我们的肠道健康吧！

（赵胜兵）

参考文献

［1］国家消化系统疾病临床医学研究中心（上海），国家消化道早癌防治中心联盟，中华医学会消化内镜学分会.中国早期结直肠癌筛查流程专家共识意见（2019，上海）［J］.中华医学杂志，2019，99（38）：2961-2970.

［2］刘晓雪，宇传华，周薇，等.中国近30年间结直肠癌死亡趋势分析［J］.中国癌症杂志.2018，28（3）：177-183.

［3］Akpinar MY，Ozin YO，Kaplan M，et al.Platelet-to-lymphocyte Ratio and Neutrophil-to-lymphocyte Ratio Predict Mucosal Disease Severity in Ulcerative Colitis［J］.J Med Biochem，2018，37（2）：155-162.

［4］Ungaro R，Mehandru S，Allen PB，et al. Ulcerative colitis［J］.The Lancet，2017，389（10080）：1756-1770.

［5］中国中西医结合学会消化系统疾病专业委员会.肠易激综合征中西医结合诊疗共识意见（2017年）［J］.中国中西医结合消化杂志，2018，26（3）：227-232.

［6］马晨曦，关旭，王松，等.粪便 DNA 检测技术在结直肠癌筛查中的应用现状及展望［J］.中华胃肠外科杂志，2019，5：491-494.

［7］Imperiale TF，Ransohoff DF，Itzkowitz SH，et al. Multitarget stool DNA testing for colorectal-cancer screening［J］. N Engl J Med，2014，370: 1287–1297.

结直肠癌治疗方法有哪些？
早期能否彻底治愈

㉓ 所有的肠息肉都需要在内镜下切除吗

　　大肠息肉会变成大肠癌吗？相信这是所有大肠息肉患者都关心的一个问题。目前科学家普遍认为大肠癌的发生通常经历息肉—腺瘤—癌变这样一个演变过程，大约需要 10 ～ 15 年的时间。

　　由于大众对大肠癌的关注越来越多，因此对于息肉的出现会高度紧张，一旦发现肠息肉便想要通过切除永绝后患。但是，是否所有的息肉都需要切除呢？要回答这个问题，我们需要明确两个问题：哪些息肉值得切以及哪些息肉可以切？

　　事实上，并不是所有息肉都会发生癌变。而肠息肉是否需要切除通常与其病理类型和是否有癌变风险有关。下面主要介绍几类息肉：

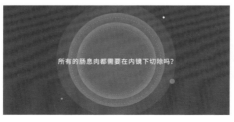

所有的肠息肉都需要在内镜下切除吗？

① 腺瘤性息肉：一般不会自行消退，如不及时处理，可慢慢长大，有癌变风险，需要择期内镜下切除。② 炎症性息肉：多继发于溃疡性结肠炎、克罗恩病等肠道炎症性疾病，其息肉一般不会恶变，无需切除，但炎症性肠病仍需要定期随访大肠镜和活检，以判断炎症部位是否发生癌变。③ 增生性息肉：长期发展有进展为腺瘤性息肉的风险，除乙状结肠和直肠的多发微小息肉外，一般建议择期内镜下切除。④ 锯齿状息肉：主要包括广基（无蒂）锯齿状腺瘤 / 息肉、传统锯齿状腺瘤，现在倾向认为增生性息肉也是锯齿状病变的一个亚类，此类息肉的癌变风险较高，生长较迅速，一经发现需及时行内镜切除。⑤ 各类型遗传性息肉综合征：包括家族性结肠息肉病、黑色素斑 - 胃肠多发性息肉综合征（Peutz-Jeghers 综合征）、遗传性非息肉病性结肠癌（HNPCC）、幼年性息肉病等：这类疾病往往有遗传因素密切相关，以全消化道和部分消化道多发息肉（甚至上百枚）为特征，大多为错构瘤性息肉，可伴有胃肠道外表现，需尽早进行内镜检查以明确诊断，并进行内镜下切除息肉或外科手术切除病变肠段。

此外，明确病理类型后，全面评估患者的情况，再确定最佳的治疗方案。

① 巨大息肉：有些巨大息肉，如果活检提示癌变且切除困难，则建议外科手术治疗；或者巨大息肉、范围比较大的平坦型息肉，内镜的操作空间小或者操作难度大；或操作所致的大肠出血、穿孔的风险明显增加，也可考虑外科手术治疗。② 有转移的早期大肠癌：对于

ESD 切除下来的早期大肠癌，如果病理提示病灶侵犯黏膜下层1/3，或者水平切缘、垂直切缘有累及，建议患者追加手术治疗。③ 特殊类型人群：如果存在患者不能配合、患者有严重的心肺功能不全无法耐受内镜治疗，大肠肿瘤已经侵犯至固有肌层或者分期更晚者（Ⅱ期及Ⅱ期以后），均不适合进行内镜下治疗。

因此，对于肠息肉，不可"一锤打死"，一律内镜切除。需要根据息肉类型以及患者的身体状况综合分析，做出最好的诊疗方案。

（赵胜兵）

㉔ 发现息肉后应在多长时间内摘除？可以在第一次肠镜检查时就把发现的息肉切除吗

通过上一个问题我们已经了解到有哪些息肉有潜在的癌变风险，需要我们引起重视并预约内镜医生进行切除。但往往在现实生活中总会遇到这样一个问题：虽然检查发现了这些息肉，但是预约进行内镜摘除时却有可能排队数月甚至是一年以上，我们的肠息肉能够"等待"这长时间而不发生癌变吗？为什么医生不在第一次检查时直接把我的息肉摘掉而一次性解决问题呢，反而还要经历第二次肠镜的痛苦，而且似乎也花费了冤枉钱？我们有这样的疑惑其实也不难理解，这主要是由于我们对息肉的风险和肠息肉摘除术过程了解还不够深入。

虽然说本章第 23 问中提到的 5 种类型息肉都需要我们有所警觉，但他们之间的紧迫程度是有轻重缓急的。一般情况下，由正常黏膜转变为结直肠癌会经历长达十数年的时间，因此对于一般的有

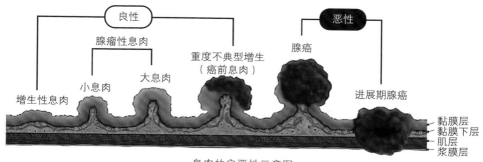

增生性息肉　小息肉　大息肉　重度不典型增生（癌前息肉）　腺癌　进展期腺癌

良性　恶性　腺瘤性息肉

黏膜层　黏膜下层　肌层　浆膜层

息肉的良恶性示意图

风险的息肉，我们没有必要太过于紧张，数月的等待时间一般不会对大多数病变有明显的影响。但特别的，如果是以下这几类息肉，则需要及时的切除。

（1）进展期腺瘤

顾名思义，进展期腺瘤是腺瘤中发展晚期，癌变风险偏高，需要及时处理的病变，具体包括：① 直径 ≥ 10 mm 的腺瘤；② 病理类型为绒毛和管状绒毛的腺瘤；③ 病理结构中有高级别上皮内瘤变的息肉。

（2）所有锯齿状息肉

很多读者一听这个名字就觉得毛骨悚然，其实不然，这只是根据息肉在显微镜下的特征来命名的，而在正常视野下，它们中的大多数往往更偏向于扁平形态，颜色更接近周围黏膜，容易被我们忽视和漏诊。所以，对于我们普通人来说，需要牢记"锯齿"是危险息肉的信号，应该及早切掉。

（3）所有类型的"息肉病"（遗传性息肉综合征）

我们一般人即使检出肠道息肉，数量也不会很多，往往是一枚到数枚。但是，一旦被诊断"息肉病"，就意味着这类患者肠道可能存在着上百枚息肉，而且发病很可能与遗传因素有关，需要及时进行检查和治疗。

特别值得注意的，我们不仅需要对这三大类息肉进行及时的切除，而且需在切除后进行及时的肠镜复查，切不可认为切除后就

"万事大吉"了。

那么，内镜下发现了肠息肉的存在，能否直接切除呢？一般来说，肠镜检查过程中对于发现的息肉等病变仅做活检处理，这是因为肠镜下息肉摘除术前需要经过完善的准备和评估、术后一般需要静脉输液和住院观察，而大部分肠镜检查的病人来自于普通门诊，没有进行完善的术前准备，也没有条件术后立即住院观察及用药。

除了极个别情况，如单个微小的息肉经活检便能完全摘除，可以不用第二次肠镜治疗，通常情况下肠镜检查中发现的息肉均需要进行择期手术摘除。因此，患者应当充分相信内镜医师的判断，不能盲目地从省时省力的方面出发，一味要求内镜医生检查时一次性摘除息肉；同时，内镜医师也应当向患者详细解释治疗原则，减轻患者的误解和心理负担。

（赵胜兵）

㉕ 肠镜摘除息肉前有哪些注意事项？需要做什么准备

一般情况下，在进行肠镜息肉摘除手术之前，想必各位患者朋友都是已经经历过肠镜检查的。肠镜息肉摘除术与普通的肠镜检查术，两者的操作方式在本质上并没有太大的区别，肠镜息肉摘除术只是在肠镜检查术的基础上，增加了息肉摘除的操作步骤。所以，手术前需要注意些什么，需要做些什么准备，基本上和肠镜检查术相同，但在一些细节方面，两者还是有区别的，而且这些区别对于手术过程的安全性以及手术预后的影响至关重要。

（1）心理准备

除非进行全身麻醉，否则肠镜下的检查和手术均会造成一定的腹部疼痛或不适。有的患者朋友就会有疑问：肠镜检查本身就已经很痛苦了，切除息肉的时候会不会也很痛，那岂不是痛上加痛？其实并不是这样的，在不考虑肠镜操作并发症发生的前提下，腹部疼痛和不适主要是由于插镜和注气产生的，而肠镜下进行息肉摘除时，手术部位是不会有疼痛感的，因为结肠对于牵拉和膨胀比较敏感，而对切割和烧灼不敏感。如果在手术前或手术进行过程中，过分地紧张和恐惧，会引起结肠的痉挛、挛缩、扭曲甚至变形，反而会增加结肠镜对结肠产生的牵拉和膨胀，导致疼痛加剧。所以在进行肠镜息肉摘除手术前和手术过程中，一定要放松心情、消除疑虑，这有助于顺利完成手术。

（2）饮食准备

与普通肠镜检查一样，手术前1天开始调整饮食，手术当天不能进食。手术前不要吃蔬菜、水果、坚果、粗粮等多渣、高纤维食物，建议食用稀饭、烂面条、蒸蛋等少渣、低纤维食物。食物残渣和植物纤维不易被小肠吸收，当其进入结肠后，会随着粪水一起沉积在结肠的低洼处，影响手术过程中医生的视野，从而增加手术难度和风险。肠镜的头端虽然具有吸水功能，但无法吸出固体形态的食物残渣和植物纤维，若不慎吸入肠镜内部孔道，甚至可能损坏肠镜。所以，为了自己的安全也同时为了手术的操作方便，进行息肉摘除前需要进行严格的饮食准备。

（3）肠道准备

肠道准备是指通过口服药物或经肛门灌肠，清洁肠腔，使结肠内粪便排空，以便进一步进行肠镜检查或手术，通俗来说，就是"喝泻药清肠"。肠道准备的好坏直接关系到肠镜检查或手术的质量和安全，因此肠道准备是不可忽视的重要环节。肠道准备不佳会有什么危害呢？从手术质量上来说，会影响手术医生的视野，导致手术过程中找不到息肉或是息肉暴露不清晰影响切除完整性；从手术安全上来说，残留的粪水、粪渣、粪便等对于术后暴露在肠腔内的手术创面来说，都是潜在的感染源头，容易导致手术创面发炎，减慢手术创面的愈合。

（4）术前检查

在进行肠镜息肉摘除手术之前，需要抽血化验血常规、凝血功能、肝肾功能、传染病抗原等指标，以排除相关的手术禁忌证。如果进行的是全麻下的手术，则需额外进行胸部 X 线和心电图的检查，以排除心肺功能障碍，避免麻醉风险。对于因为高血压、糖尿病、冠心病、甲亢等慢性疾病长期使用相关药物的患者，需要特别注意：治疗高血压、甲亢的药物需要正常服用，不可因为术前禁食而停服；治疗糖尿病的药物需要在禁食前停用；治疗冠心病的药物譬如阿司匹林、华法林、氯吡格雷等抗凝血药物需要在手术前 7 天便停止使用，否则会极大增加手术中及手术后大出血的风险。

（夏　天）

❷❻ 肠镜息肉摘除术是怎么做的？术后有什么注意事项

有的朋友在经过肠镜检查后发现了结肠息肉，十分恐惧和焦虑。除了担心息肉日久生"瘤"，对于息肉摘除手术的不了解也增加

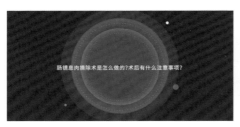

了他们的紧张和不安，有些患者甚至认为，摘除结肠息肉需要"划开肚子，切掉肠子"。其实，肠镜息肉摘除术与普通的肠镜检查术，两者的操作方式在本质上并没有太大的区别。顾名思义，肠镜息肉摘除术是在肠镜下进行的息肉摘除手术，并不需要开膛破肚，它只是在肠镜检查术的基础上，增加了息肉摘除的操作步骤。那么，肠镜息肉摘除术具体是怎么做的呢？

　　根据息肉的大小和形态，手术医生会选择最合适的手术方式进行息肉的摘除，在保证手术过程安全的前提下，尽可能提高手术质量。对于直径在 5 mm 以下的息肉，一般使用一次性活检钳进行钳除或电热活检钳进行凝除，也可使用氩离子凝固术（APC）；对于直径在 5 mm 以上、基底部有蒂的息肉，一般使用圈套器套住息肉基底部然后勒除；对于直径在 5 mm 以上、基底部没有蒂或者基底部扁平的息肉，直接使用圈套器很难完整切除息肉，通常是先在息肉基底部进行药物注射，使息肉基底部明显隆起于黏膜表面，这样圈套器就能够完整地套扎住整个息肉，将之完整切除；对于直径在 2 cm 以上的早期结肠癌或癌前病变，一般先在病变基底部进行药物注射，使病变基底部明显隆起于黏膜表面，然后使用各种电刀器械，沿着黏膜下层逐渐分离黏膜层与固有肌层，将病变黏膜及黏膜下层完整剥离。无论选用何种手术方式，医生会根据手术中创面的情况适当使用金属止血夹进行止血或预防性止血，这些金属夹会随着手术创面的愈合而自行脱落，然后随着粪便一起排出体外。

　　手术结束后，一般需要禁食、禁水 1～3 天，时间长短需依据息肉大小、个数和手术方式等而定，听取医生意见即可，然后进食流质食物、少渣清淡易消化的食物至少 1～2 周，之后再逐渐过渡到正常饮食。术后应注意加强休息，近期内避免剧烈活动、重体力

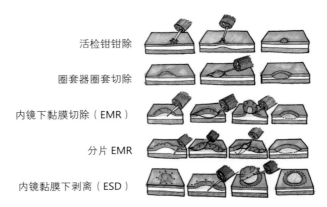

活检钳钳除

圈套器圈套切除

内镜下黏膜切除（EMR）

分片 EMR

内镜黏膜下剥离（ESD）

劳动、屏气动作及热水浴。同时，应注意保持大便通畅，饮食以易消化食物为主，避免用力大便等动作。阿司匹林等药物尽量暂停用，因为会增加出血风险，但停药前应事先咨询心脑血管专业的医生。高血压患者术后应继续服用降压药，将血压控制在适当范围内，血压过高会增加并发症风险。术后出血是常见并发症之一，应注意排便情况及病人自身状态，如果有便血或黑便，应及时告知医生或护士，请医生观察便血的量和性状，送检粪便标本，并做出相应的处理。已经出院的患者，则应立即到医院急诊科就诊。术后如有腹痛、腹胀、发热、恶心、呕吐等现象，也需要立即报告护士或医师，排除穿孔、感染等并发症可能；如果已出院则应立即到医院急诊科就诊。

（夏　天）

❷❼ 息肉摘除后，该如何复查及随访

做一次肠镜检查或者治疗可不是什么舒服的事情，做之前又要饿肚子、又得喝泻药，又要拉肚子、又得忍受插镜之苦，折腾一整天，费时费力，很多人还是想能少做一次就少做一次。那么摘完息肉以后，过多久必须得再次进行复查和随访呢？

息肉切除后，一般都会有病理标本，这些标本会送至病理科做"化验"，以明确息肉的"好坏"。术后应关注病理检查的结果，并在获得病理报告后联系手术医生，医生会告诉你多久以后再做肠镜进行复查以及其他注意事项。如果术后病理报告提示息肉已经癌变，医生会告诉你是否需要追加别的治疗。一般来说，如果是单个良性息肉，术后需每年复查一次结肠镜，如果连续 2～3 年检查未发现复发，之后可以改为每 3 年复查一次结肠镜。如果是多个良性息肉，则建议要每年做一次结肠镜检查。增生性息肉生长较慢，患者可 1～2 年检查一次。腺瘤性息肉，尤其是伴有高级别上皮内瘤变的患者，复查间隔的时间要适当缩短，一般为 6 个月至 1 年。绒毛状腺瘤、高级别上皮内瘤变和锯齿状腺瘤容易复发和癌变，应当在息肉摘除术后 3～6 个月复查肠镜，若无异常，可延长至 6 个月到 1 年。若发现癌变的息肉，完整切除后应进行更加密切的复查和随访。以上为一般性建议，每个患者应该依医嘱为准进行复查。

我国《早期结直肠癌筛查及内镜诊治指南》中，列举了结肠息肉摘除手术后的随访间隔时间（表 3），摘了息肉的患者朋友可以对照表格，根据自己息肉的病理类型找到相应的随访间隔时间，为自己下一次肠镜复查提前做好准备。需要特殊说明的是，如果在息肉摘除后出现大便长期带血、大便突然变得不规律且不能恢复超过 2 周、腹泻、腹痛等临床难以解释的症状，应及时就医，尽早复查肠镜寻找原因。

表 3　结肠息肉 / 腺瘤切除术后的随访间隔

初次结肠镜检查结果	结肠镜随访间隔（年）
无息肉	3～5
直肠、乙状结肠增生性小息肉（< 10 mm）	2～3

（续表）

初次结肠镜检查结果	结肠镜 随访间隔（年）
1～2个，< 10 mm 的管状腺瘤	1～3
3～10 个管状腺瘤	1～2
> 10 个腺瘤	1
≥ 1个，> 10 mm 的管状腺瘤	1～2
≥ 1 个绒毛状腺瘤	1～2
腺瘤伴高级别上皮内瘤变	1～2
锯齿状病变	
< 10 mm，无上皮内瘤变的无蒂 锯齿状息肉	2～3
≥ 10 mm，伴有上皮内瘤变的无蒂锯齿 状息肉或传统的锯齿状腺瘤	1～2
锯齿状息肉病综合征	1

（夏　天）

㉘ 结肠息肉摘除后容易复发吗？复发了怎么办

结肠息肉摘除后，息肉仍然会复发，且概率不小。

所谓的"复发"，其实分两种情况。一种是"真"复发：结肠息肉的发病原因仍然不是很明确，虽然医生可以通过肠镜切除息肉，却没有办法消除息肉生长的病因，也就是说，目前肠镜下的息肉摘除手术治疗，只能治标不能治本。有研究发现，大约有 50% 的结肠息肉患者在切除息肉后 4 年内出现了复发，所以结肠息肉摘除后复发的概率还是比较大的。另一种是"假"复发：由于结肠走行弯弯绕绕，再加上结肠黏膜有很多皱襞，往往会形成很多视野盲区，一旦有息肉长在这些视野盲区内，手术医生就有可能遗漏这些息肉，使这些息肉成为"漏网之鱼"，出现在下一次的肠镜复查中。有研究发现，肠镜检查过程中息肉的漏诊率可达 20% 左右，所以，进行肠镜复查时发现的"新"息肉，有可能只是以往检查时漏掉的"老"息肉，并不是真正出现了复发。

无论是"真"复发还是"假"复发，一旦在复查肠镜时发现有新的息肉，一般都应予以切除，切除的方式和方法由医生根据息肉的大小和形态来决定。但在一些特殊的情况下，复发的息肉可以考虑不进行肠镜下摘除：炎症性肠病（溃疡性结肠炎或克罗恩病）导致的反复发作的炎性或增生性息肉，或者是结肠结核引起的炎性或增生性息肉，是可以考虑不切除的。因为这类息肉的发生原因和病理类型基本上都已经确定，从发病原因角度考虑，如若不祛除原发疾病，那么息肉将不断地复发，单纯反复摘除复发的息肉而不治疗原发疾病，意义不大；从病理类型角度考虑，此类息肉一般都是炎性增生性息肉，其恶变的倾向非常低，反复进行肠镜下息肉摘除手术会增加患者的手术风险，需要根据实际情况判定是否需要切除息肉。还有一种情况，就是患家族性腺瘤性息肉病的患者，其结肠息肉的复发及生长速度十分惊人，且复发的息肉一般都是恶变倾向较大的腺瘤性息肉。对于此类患者，临床上虽可进行肠镜下息肉摘除手术，但更建议进行病变肠管的完全切除手术，如此治疗效果更彻底，不留后患。

（夏　天）

㉙ 结直肠癌如何分期？不同分期治疗方法有何差异

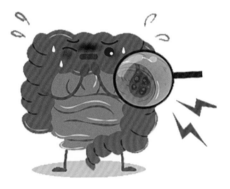

结直肠癌的分期十分重要，因为较早的分期代表着良好的预后，晚期结直肠癌经过手术、放化疗等治疗后患者 5 年生存率仍然较低。要了解分期，先和大家聊一聊微观上结直肠黏膜的分层，就像地球岩石分层一样，结肠肠壁可以分为四层结构：黏膜层、黏膜下层、肌层和外膜。根据这个分层，目前国内及国际上通用的结直肠癌分期为 TNM 分期系统：T 代表肿瘤侵犯深度、N 代表区域淋巴结转移情况，M 代表肿瘤远处转移情况，包括肝、肺转移等。其中 T1 代表肿瘤细胞仅仅侵犯至肠壁黏膜层或黏膜下层，T2 代表肿瘤细胞侵犯至肌层，但尚未穿透肌层，T3 则代表肿瘤细胞已经突破肌层，到达结直肠外膜及周围系膜脂肪内，T4 则代表肿瘤细胞已经浸透腹膜或浆膜，侵犯毗邻脏器。N0 代表无区域淋巴结转移，表示肿瘤细胞还未转移，可以达到根治效果；其余都代表有区域淋巴结转移，不管是手术还是放化疗，都难以达到根治效果。结直肠癌诊断时的临床分期越早，治疗效果越好，患者生存时间也就越久。也就是说，分期为 T1N0M0 的患者治疗效果最好，几乎可以达到治愈，但这类患者往往无任何临床症状，基本都是在体检筛查出来。所以，不能因为自己肚子不痛，也没有大便带血等情况就盲目认为结肠癌离自己很远。等到了肚子疼、便血的阶段，往往意味着结肠癌已到了中晚期。根据最新 2020 年结肠癌治疗

I 期

II 期

III 期

IV 期

不能内镜处理

淋巴

指南，结肠原位癌、T1N0M0 仅仅采用结肠镜下治疗即可完整切除肿瘤，达到根治性效果，极大地减轻患者精神和经济压力，且后期不需要再进行放化疗，仅需要定期结肠镜随访。分期为 T2N0M0 的患者接受外科手术也可以达到根治效果，且无需辅助放化疗。但对于分期 T3～4 的患者，治疗方法及预后则完全不同，特别是对于已经有淋巴结转移或远处器官转移的患者，即使经历外科手术、术后的放化疗，其 5 年生存率也远远低于原位癌及 T1 期的患者。

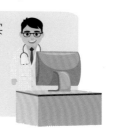

综上所述，大部分早期结直肠癌微创治疗即可实现治愈，而晚期结直肠癌患者经过手术和放化疗预后仍然不佳，且需要承受巨大痛苦。因此，提高结直肠癌治疗效果的关键在于早期发现和早期治疗。

（方　军）

㉚ 哪些结直肠癌可以不用开刀，仅采取内镜下治疗

并不是所有结直肠癌都需要外科开刀，如果能及时尽早发现结肠癌，那么完全可以在内镜下实现根治，从而避免外科手术切除结肠。那么，什么是早期结肠癌（T1N0M0）呢？通俗地讲就是肿瘤细胞还没有在肠壁上生根，侵犯的还不是很深。专业地讲是指癌细胞局限在结肠壁的黏膜下层以内，尚未累及肌层。

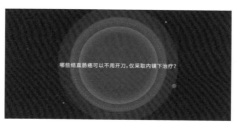

在内镜下能够根治的结直肠癌需要满足如下条件。

● 肿瘤要发现得足够早，病灶的侵犯深度不能太深，不能存在影像学检查（增强 CT 或磁共振）可见的淋巴结转移。如果结直肠癌病灶未侵犯超过黏膜层，那么发生淋巴结和远处转移的风险非常小，大多数情况下能在内镜下实现根治。如果病在已侵犯超过黏膜层，但侵犯黏膜下层比较浅（一般以 <1 000 μm 界定），也可以考虑在内镜下治疗，但治疗后要特别关注术后病理结果，确定有没有完全切除。

● 病灶要能切得下来，有些病灶直径很大，范围达到多个黏膜皱襞，或者范围接近结肠的一圈，很难在内镜下实现切除，或切除后有很大可能性发生狭窄，还要进行后续治疗。

● 患者的一般情况要能承受结肠镜手术。肠镜之前要喝几升的泻药，充分地肠道准备才能看清病灶，而肠梗阻或消化道出血的患者不能充分进行肠道准备，也就不适宜内镜下手术。

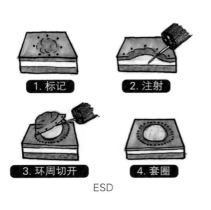

ESD

那么，肠镜下有哪些办法可以切除早期结肠癌呢？如果病灶小于 5 mm，可以用活检钳直接钳掉，但这个办法容易钳不干净，造成病变的残留，对于早期结肠癌应该慎用。另一个办法就是圈套器套住肿瘤组织后一次性完整切除，这种治疗方法好处是完整，可以术后判断是否还有病变残留，缺点是切除直径最好小于 2 cm，因为圈套器对于大面积的病变没法完全套住。那么，对于直径大于 2 cm 的早期结肠癌，难道内镜下就没有办法治疗了吗？非也，日本人发明了内镜黏膜下剥离术（也就是医生常说的 ESD 技术），在内镜下可以将病变部位周围用电刀划开，然后钻到黏膜下完整剥除病变，像"削苹果"一样把癌变的组织从肠壁上剥离下来。采用这种方法，即使病变的直径较大，只要侵犯得不深、没有黏膜下深层浸润，就可以实现内镜下整块切除。

（方　军）

❸ 早期结直肠癌在内镜下能够切除干净吗？术后复发了怎么办

　　结肠镜下到底能不能将早期结直肠癌切干净，很多人对此持怀疑态度？这种担心是不必要的。首先，我们内镜切除仅仅是早期结肠癌，在内镜切除前医生会做好切除前准备，会利用现有先进的仪器和技术仔细观察并评估病灶是否适合做内镜下切除。如放大内镜可以放大数千倍，能观察到黏膜表面微结构，还有更先进的共聚焦，可以部分替代显微镜，直接做细胞学放大，能清楚显示肿瘤细胞，这样就能判断肿瘤细胞的生长位置，从而精准地实现内镜下完整切除肿瘤。当然，一小部分早期结肠癌内镜切除后会出现局部复发，这是为什么呢？很多患者都不愿接受，当初医生不是说切干净了吗？而且病理报告也显示彻底切除了。总体来说，肿瘤患者术后5年内属于危险期，有一定的复发概率。首先，这可能与肿瘤本身性质有关，有些肿瘤恶性程度很高，早期就出现了淋巴结的微转移，或跳跃性转移，虽然现代医学飞速发展，但目前的医疗技术无法判断和预测一些微小的淋巴结或远处的转移灶。另外，人体本身就存在原癌基因，每时每刻也都有癌变的细胞，因为平时有抑癌基因和免疫系统压制着，才没有发生癌症。但当人体一旦免疫力低下，那些潜伏的癌细胞又会活跃起来，造成复发或远处转移。如果复发了怎么办？这是很多患者担心的。早期结直肠癌即使复发，绝大部分都在原地生长，且生长缓慢，基本不会在一年内迅速扩散。所以，内镜切除术后的前 5 年，尤其是第一年，要定期进行结肠镜检查，重点观察切除部位是否有新生物，必要时复查病变部位的磁共振或 CT，及早发现可能存在的淋巴结或远处转移。如果及时发现了局部复发病灶，大部分患者仍然可以选择内镜下切除。即使内镜无法切除，进行外科手术切除也能达到良好的治疗效果。因此，早期结直肠癌内镜切除术后不要过度担心，坚持按医生的建议复查，发现问题及时处理，一定可以战胜病魔。

（方　军）

㉜ 结直肠癌内镜治疗后康复期有什么注意事项

对于早期结直肠癌患者，不管处于哪个分期，发现后及时治疗非常关键。与传统外科手术相比，内镜下切除具有创伤小、并发症少、恢复快、费用低等优点。内镜下切除术后应做好日常护理工作。术后需要 1～2 周时间的休养康复，患者要避免过度劳累，注意保持良好的情绪，不能进行负重或剧烈运动。首先在饮食上要注意调理，尽量少吃粗纤维的食物，如青菜、植物茎等，如果一定要食用粗纤维食物，需经过细加工后再吃，饮食宜清淡，忌食辛辣刺激性食物。因为内镜下切除的地方会形成一个"伤口"，粗纤维食物会摩擦创伤面，进而导致术后出血等并发症。应选择一些含有维生素丰富的瓜果和优质蛋白，少食粗纤维和高脂肪食物，这样才更有利于术后身体的康复。其次，术后 1～2 周内不能饮酒、暴饮暴食。不少患者出院后，因为没有管住嘴，暴饮暴食，快愈合的伤口反而出现穿孔、出血等并发症。最重要的是，一定要遵从医嘱定期复查肠镜，以便及时了解病情变化，发现异常及时处理。

（方　军）

㉝ 早期结直肠癌在内镜切除后如何复查及随访？复发了怎么办

早期结直肠癌指浸润深度局限于黏膜及黏膜下层的任意大小的结直肠癌无论有无淋巴结转移。过去一旦患上了结直肠癌，患者都需要接受外科手术，相关的手术费用和风险都相对较高。随着内镜技术的飞速发展，内镜下也可以有效地切除结直肠腺瘤性息肉和早期结直肠癌，并进行准确的病理学评价，从而避免了外科手术的高风险和费用。

但值得注意的是，早期结直肠癌的内镜治疗同样需要以根治肿瘤为目的，而不能不考虑早期结直肠癌本身是否能够采用内镜治疗，早期结直肠癌内镜下治疗适应证的原则是没有淋巴结转移的可能，并且据肿瘤的大小以及部位判定能够一次性切除，因此在进行内镜下治疗前，要和主治医生进行充分的沟通，对肿瘤大小、预测肿瘤浸润深度、组织类型等信息进行充分的评估。

更为重要的，早期结肠癌在内镜下切除后绝非高枕无忧，还需要定期复查结肠镜！这是因为：第一，由于大肠走行弯弯绕绕，再加上大肠黏膜长了很多"褶子"，息肉就可以"狡猾"地藏匿在其中，所以肠镜治疗中会存在少数"漏网之鱼"，定期地复查可以在很大程度上消灭这些有潜在危险的病变。第二，大肠息肉的发病原因仍然不是很明确，虽然我们可以通过肠镜切除早期结肠癌，却没有办法净化"滋养肿瘤的沃土"，所以息肉很容易复发。第三，有的腺瘤浸润深度较大，切除不一定彻底，底部可能留有残端。所以，一定要定期复查肠镜。

那么，术后多久需要再次做肠镜检查呢？对于已完整切除的早期结直肠癌，建议在切除后的第 6 个月和第 12 个月各复查一次结肠镜，此后每年复查一次结肠镜，如果第 1 年正常则下次随访时间可为 3 年，3 年后的结果仍正常下次随访间隔可为 5 年。同时，我们建议患者应该在术后的第 1 年注意监测血癌胚抗原、粪便隐血试验，必要时还要复查腹盆腔增强 CT 或磁共振。这样，通过严密的术后随访就能够将结直肠癌复发的风险降到最低，实现早期结直肠癌的完全治愈。

（王树玲）

㉞ 进展期结直肠癌先手术还是先放化疗

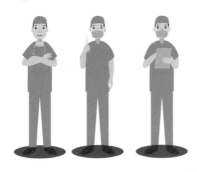

很多患者及家属都有"谈癌色变"的倾向，但作为医务人员，我们更希望大家将这份关注落实到结直肠癌的预防和筛查上，而在真正罹患癌症时不要过分悲观，尤其切忌病急乱投医。结直肠癌虽然是个发病率不断升高的恶性肿瘤，但其在所有癌症还是相对比较"惰性"的，经过标准的综合治疗后，许多患者仍然能够实现长时间的"带癌"生存。

　　总的来说，结直肠癌主流治疗方式仍然是以外科手术为主的综合治疗。外科手术治疗也就是我们俗称的"开刀"，部分结直肠癌患者可以通过手术治疗达到治愈，即使不能达到治愈，也可尽量延长患者生命。大部分的结直肠癌患者可以并且应该选择手术治疗，常见的手术方式包括以下几种，我们逐一讲解哪些结直肠癌患者可选择的手术方法。① 局部切除术一般仅用于 T1 期的结直肠癌或年老体弱等不能耐受根治性手术的患者。但即便是 T1 期的结直肠癌仍然存在 3%～5% 发生淋巴结转移的可能性，术后复发率也较高，因此应谨慎选择。② 根治性手术对于无远处转移也无淋巴转移且患者全身状况相对良好者，积极推荐根治性切除；对于有单纯的肺和（或）肝转移患者，可选择联合手术切除；如果经过一定的辅助治疗有可能转化为可切除病灶，辅助治疗后也可选择根治性手术。③ 姑息性切除 一般用于分期较晚的结直肠癌，伴有周围脏器受侵犯、淋巴结的广泛转移，或者伴有肝肾骨脑等远处脏器的转移，无法全部切除的患者。

那么，我们常说的放疗和化疗甚至靶向治疗，究竟应该在手术之前还是之后呢？以放疗为例，经典的治疗流程是安排在手术之后，因为直肠癌行根治性切除术后，仍有 27% ～ 50% 的患者会出现术后局部复发。因此，需要辅助放疗和化疗来降低术后复发率。同时，对于未能达到根治的直肠癌或怀疑有肿瘤残留的患者，需要进行术后放疗。但随着肿瘤治疗技术和理论的发展，术前放疗又称为术前新辅助放疗逐渐在治疗过程中得到推广。术前放疗主要是对一些肿瘤体积较大、伴有周围淋巴结转移或者估计手术切除较为困难的局部中晚期直肠癌患者，通过在手术前给予放疗，使肿瘤缩小降期、降低肿瘤细胞的活力、增加手术切除可能性，从而降低局部复发和远处转移的概率，并最终延长患者的生存时间。术前放疗一般持续 5 周，放疗结束后 6 ～ 8 周再进行手术治疗。随着放疗体系和理论的不断完善，术前放疗越来越被重视，越来越多的患者从中受益。但如果术前已经接受过放疗，则不需要再次进行术后放疗。患者是否应该接受放疗及何时接受放疗应该是基于病情严重程度、身体素质情况和患者耐受情况综合考虑的结果，在这个过程中应该

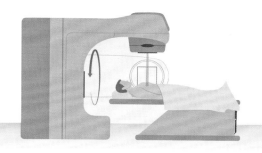

尽可能地与主治医生做好沟通，以获得最好的治疗效果。

需要注意的是，放疗在杀伤肿瘤细胞的同时，也不可避免地引起正常细胞的损伤，坏死肿瘤细胞产生的代谢产物也会引起身体相应反应。因此，放疗不可避免地引起不良反应。不良反应包括全身不良反应和局部不良反应，全身不良反应是指在放疗 1～2 天后产生的精神不振、食欲不振、恶心、呕吐、腹痛、腹泻、便秘、饭后饱胀不适等症状，轻微的可以自行缓解，严重的需要进行对症治疗。局部不良反应包括放射性皮炎、放射性肠炎、放射性膀胱炎、放射性骨髓抑制、骨质疏松、放射性脊髓炎、放射性肺炎和肺纤维化等。如果在放疗后出现相应的症状，需要及时就医，以免引起严重并发症。

（王树玲）

㉟ 靶向治疗药物对晚期结直肠癌效果如何

近年来随着肿瘤技术的进步，涌现了许多新兴的药物和治疗方式，靶向治疗便是其中最闪亮的代表。那么，靶向治疗药物对结直

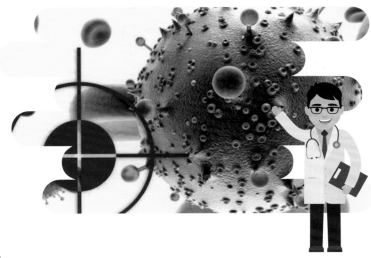

肠癌的防治效果到底如何呢？

靶向治疗本质是一类特异性杀伤肿瘤细胞的治疗方式，他们就像定向发射的"导弹"，能够快速发现并杀灭特定的肿瘤细胞，而对正常细胞的不良反应较小。结肠癌的形成是多个分子机制相互作用的结果，比如细胞信号转导通路、原癌基因和抑癌基因、细胞因子和受体、肿瘤血管形成因子、自杀基因等，他们共同组成了促进癌细胞新陈代谢的网状系统。从这个层面来讲，肿瘤形成机制其实是十分错综复杂的，单用靶向药物不能抑制全部的生长通路，因此，单用靶向药物往往效果有限，需要配合其他常规治疗方法，如化疗和放疗等从而达到更好的疗效。

目前最常用的大肠癌靶向药物主要包括贝伐单抗和西妥昔单抗。其中，贝伐单抗主要针对血管内皮细胞生长因子，通过抑制血管的生成，减少对肿瘤细胞的血液、氧气及营养物质的供给，从而发挥抑制肿瘤生长的作用。当其与化疗药物"强强联合"后，可以提高血管的通透性，从而使化疗药物快速高效地攻击肿瘤。目前的研究表明，贝伐单抗和一线化疗药物联合使用能够有效地抑制肿瘤生长，延长患者的生存期。贝伐单抗联合氟尿嘧啶或卡培他滨，已经成为治疗转移性大肠癌的一线方案。但也要注意贝伐单抗治疗的不良反应，具体包括高血压、出血、蛋白尿、动脉血栓、胃肠道穿孔等。

KARS 基因在结肠癌的发生发展中具有重要作用，主要参与了表皮生长因子受体的形成；而西妥昔单抗相当于 *KARS* 基因的专属"克星"，因此西妥昔单抗的治疗效果取决于 *KARS* 基因的突变情况：如果结肠癌患者发生 *KARS* 基因的突变，这部分患者对西妥昔单抗的治疗有效。但对于未发生 *KARS* 基因突变的患者，应用西妥昔单抗则无效。同样的，应用西妥昔单抗也

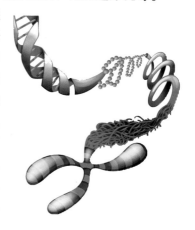

必须联合常规全身化疗来提高疗效。

近年来靶向治疗已经成为临床研究的热点，新药层出不穷，新型的靶向药物包括那武单抗、瓦塔拉尼、依维莫司等，在结直肠癌治疗疗效需要进一步的研究，目前不作为临床常规用药推荐。此外，靶向药物价格昂贵，患者需要根据自身的经济状况加以选择运用。

（王树玲）

36 中医中药在结直肠癌治疗、调理中有何作用

中医治病的基本原则是"辨证论治"：即根据望、闻、问、切四诊，辨清疾病的病因、性质、部位，以及邪正之间的关系，将其概括、判断为某种性质的"中医证候"，再根据证候确定相应的治疗方法。因此，中医治疗癌症并不是单纯的、直接去杀灭癌细胞，而是针对患癌个体的全身情况进行治疗，通过扶助正气、祛除邪气，来调和脏腑功能、维持机体平衡。从某种意义上讲，中医抗癌针对的是繁殖肿瘤细胞的人体大环境因素，而非肿瘤细胞本身。因此，中医不能像外科手术和靶向药物那样大刀阔斧地切除和定向消灭癌细胞，但在改善脏腑功能和维持机体平衡等方面，具备提高免疫力和辅助西医治疗的功能可发挥综合抗癌效用。

中医药疗法在提高生存率和生存质量以及放化疗的增敏减毒方面显示出一定的潜力，具体体现在：① 促进术后恢复。补中益气，一定

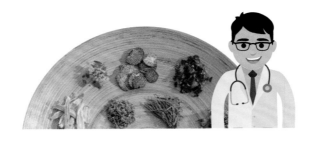

情况下促进机体能够更快从手术的创伤中恢复；② 减轻放化疗的不良反应。适当的益气养阴、理气化湿类的中药，或者针灸推拿等疗法可以改善患者的不适，缓解患者面对肿瘤时的不良情绪；③ 增强化疗效果。一些中药的复方制剂能够降低癌细胞的化疗耐药性，与化疗联合可以增强化疗效果；④ 提高生活质量。中医疗法在提高晚期大肠癌患者生活质量方面具有一定优势，中医能够针对患者状况进行辨证调理，达到调理气血、疏通经络的作用，从而改善患者的疼痛、无力、精神萎靡等不适状况。需要强调的是，尽管中医对结直肠癌的调理治疗中具备一定的作用，但患者不应盲目购买和服用中药，更不应寄希望于偏方，以免造成肝损伤甚至肝衰竭等灾难性后果。在不同的疾病阶段，我们应正确审视西医治疗与中医药治疗之间的关系，是否采用、采用何种中医疗法需要由外科医生与中医医师会诊后确定。

（王树玲）

参考文献

［1］国家消化系统疾病临床医学研究中心，国家消化道早癌防治中心联盟，中华医学会消化内镜学分会，等．中国早期结直肠癌筛查流程专家共识意见（2019，上海）［J］．中华消化内镜杂志，2019，36：709-719.

［2］中国医师协会内镜医师分会消化内镜专业委员会，中国抗癌协会肿瘤内镜学专业委员会．中国消化内镜诊疗相关肠道准备指南（2019，上海）［J］．中华内科杂志，2019，58：485-495.

［3］中华医学会消化内镜学分会，中国抗癌协会肿瘤内镜学专业委员会．中国早期结直肠癌筛查及内镜诊治指南（2014年，北京）［J］．胃肠病学，2015，20：345-365.

［4］Zhao S，Wang S，Pan P，et al. Magnitude，risk factors，and factors associated with adenoma miss rate of tandem colonoscopy: a systematic review and Meta-analysis. Gastroenterology，2019，156（6）：1661-1674.

第四章

解密胃肠镜检查

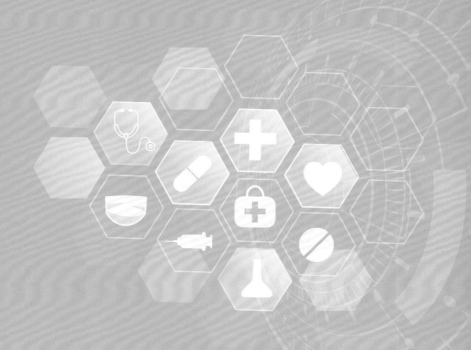

解密胃镜检查

① 什么是胃镜检查？真的非常可怕吗

　　50来岁的王大爷最近吃完饭经常感觉肚子总是有点胀胀的，翻来覆去怎么也不见好，搞得食欲不振，人也瘦了好几斤。常年抽烟、喝酒却又不常生病的他心底也泛起了嘀咕，觉得别是生了什么毛病。上网打开某搜索引擎，把自己的症状输入后，好嘛，跳出来的搜索结果那是一个比一个吓人。老伴和孩子劝他去医院做个胃镜，可是一想到一根又粗又长的管子在肚子里翻江倒海、搅来搅去，老王的心里就有点害怕。"还是算了吧，胃疼也不是啥大毛病。"王大爷这么安慰自己，做胃镜的事也就这么过去了。又过了一年多，连续好几天大便发黑让他觉得事情有点不对，于是痛下决心去医院做了胃镜。虽然他不懂医，但是胃镜图片下一个巨大的溃疡也让他觉得这不是个简单的毛病。果然，经过内镜活检病理及进一步影像学检查判断，王大爷罹患进展期胃癌，已经错过了内镜下微创治疗的时机。

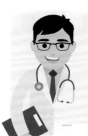
　　　　　　　　　　这样的病例在消化内科门诊并不罕见，甚至几乎每天都会被患者问到这样一个问题，"大夫，您说我这个情况需要做胃镜进行排查，但都听说做胃镜很难受，我到底要不要做？"那么，到底什么是胃镜检查？做胃镜真的有这么可怕么？

胃镜你可以把它想像成是一个又长、又细、又软的镜子，像小指一样粗细。前端有光源和小的摄像机，通过摄像机，医生可以看到食管、胃和十二指肠的内部，同时也可以通过胃镜的活检孔对可疑病变进行病理活检。通过胃镜检查，能够显著提高人群中以食管癌、贲门癌、胃癌为代表的上消化道恶性肿瘤的检出率，从而降低上消化道恶性肿瘤的病死率。

大部分人觉得做胃镜很可怕，但这其实是由于未知而产生的恐惧。在胃镜检查开始阶段，由于咽喉部本身对刺激非常敏感，胃镜由口中进入体内，因为生理反射的原因，或多或少会有恶心想吐的感觉，但通过术前使用咽部局部麻醉药物，可以将不适感降到最低。而在检查过程中习惯了这种不适感后，除了会有一定腹胀感外，绝大部分受检者均能够耐受。

当然，也有极少部分人群由于长期吸烟、慢性咽炎或咽喉部敏感等原因，无法耐受普通胃镜检查，在操作过程中也应该及时向医师示意停止操作，不能贸然将胃镜拔出，否则容易造成出血、穿孔等并发症。

其实只要在检查前严格遵守做胃镜的相关注意事项，放松心情，检查过程中积极配合医生，那么绝大多数人都能顺利地完成检查，且并没有如传言中的痛苦难受。此外，现在无痛胃镜非常普及，在各大医院都常规开展。只要做好麻醉前评估，睡上一觉，就可以完成胃镜检查，检查完成后 10 分钟左右就可以醒来，非常安全方便。

（王天骄）

❷ 哪些人、出现什么情况建议做胃镜检查？常规体检需要安排胃镜吗

我国是名副其实的食管癌和胃癌大国，全世界有一半以上的食管癌和胃癌病例发生在我国。但相比韩国、日本，我们的早期癌发现率非常低，大部分患者发现时已是中晚期，即使经过手术和放化疗，患者的 5 年生存率仍然不足 30%。因此有必要推广胃镜检查，从而实现对病变的早期发现和早期治疗。

首先我们要明确一点，食管和胃部的疾病真的一定要通过胃镜才能做出可靠的诊断吗？

答案是肯定的。食管癌和胃癌在早期阶段临床表现非常不典型，患者仅表现出轻微的不适感，甚至可以没有任何症状。而目前的 CT、碘水造影、钡餐等技术，只能检测出达到一定直径的食管、胃部病变，无法捕捉到黏膜局部的浅表或微小病灶。所以通过这几种检查几乎无法发现早期食管癌和胃癌，胃镜检查是实现早诊早治的必要手段。

那么，哪些人需要做胃镜检查呢？

首先，50 岁以上的普通人群，无论男女，无论有无不适症状，均应做一次胃肠镜检查。

第二，如果出现了食管癌和胃癌的报警症状，包括胸骨后不适感、吞咽困难、反酸、上腹部疼痛、消瘦、呕血、黑便等，则强烈提示应该尽快行胃镜检查明确诊断。

第三，对于有肿瘤家族史的人，尤其是在两三代内的亲属中，有得过消化系统肿瘤者，其得食管癌和胃癌的概率就会更高，可以将内镜初检年龄提前到 40 岁甚至 35 岁。

第四，有长期吸烟、饮酒，特别爱吃烫

食、腌制和烧烤食物、高盐食物等不良生活习惯的人。这些习惯都是食管癌和胃癌的高危因素，应及时调整并戒除不良生活习惯，并定期行胃镜检查。

最后，如果被诊断患有幽门螺杆菌感染、胃溃疡、慢性萎缩性胃炎等，则应该积极诊疗，防止疾病进展，并定期去医院进行胃镜检查。如果体检时发现 CEA、CA–199 等消化道肿瘤标志升高，也应该进一步行胃肠镜检查排除消化道病变。

对于 50 岁以上的人，不包括胃镜检查的体检是不完整的。所以对于符合上述条件的人群，如果您以前没有做过胃镜，即使没有相关症状，也应考虑在下一次体检时将胃镜列为检查项目。当然如果您的胃镜检查结果并无大碍，也没有必要每年复查胃镜，保持2～3 年 1 次的检查频率即可。

（王天骄）

3 胃镜检查前需要注意什么？如何准备

第一次做胃镜的人难免会对胃镜检查有所畏惧，那么如果你在胃镜检查前做好这些准备，你的胃镜检查过程可能就会更加舒适、顺利。

需要注意的是，胃镜检查前需至少空腹 6 小时以上。如于当日上午检查，前一日晚餐后要禁食，当日免早餐；如当日下午检查，能坚持者最好坚持早餐禁食，对于有糖尿病者或其他不能耐受长时间禁食者早餐时可以吃少量清淡半流质食物（稀饭、烂面条等），中午禁食。但是这个方法存在一定风险，有时下午做时会见到胃内有食物潴留。体质虚弱、禁食后体力难以支持及发生低血糖者，检查前可考虑静脉注射葡萄糖溶液。

对于吸烟的朋友，胃镜检查前一天最好不要吸烟，以免检查时因咳嗽影响插管；同时禁烟还可减少胃酸分泌，便于医生观察胃黏膜状况。

如果您正在服用抗凝药物及抗血小板药物，如阿司匹林、氯吡格雷等，需在检查前跟医生说明，由于部分药物会提高出血风险，需停药 5～7 天后方能进行活检明确病理，应与相关科室医师商讨后决定是否能够停药。

为了消除患者紧张情绪，减少胃液分泌及胃蠕动，去除胃内的泡沫，使图像更清晰，有的医院在检查前 20～30 分钟要给患者用镇静剂、解痉剂和祛泡剂。但是因医疗成本的问题，目前有的医院尚未开展，对此，患者应有所了解，并给予理解和配合。

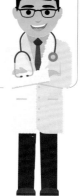

如果您进行的是无痛胃镜检查，那么需要在检查前进行心电图、血常规、血生化等检查，并配合麻醉医师进行术前评估，将麻醉风险降到最低。检查当天应当有家属陪同，以避免行动不便造成的意外损伤。

（王天骄）

❹ 做胃肠镜一定要有家属陪同吗

胃肠镜包括两种，一种是无痛胃肠镜，一种是普通胃肠镜。两者的区别在于前者在胃肠镜操作过程中伴随着对患者的麻醉。也就是说，无痛胃肠镜的患者在胃肠镜室睡一觉起来，胃肠镜就做好了。而普通胃肠镜，患者全程都是清醒的。

医学中的有创操作往往伴随着相关风险，胃肠镜操作也不例外。普通的胃肠镜进行中可能会出现穿孔、出血等情况，甚至发生更严重、更意想不到的危险，这时候需要医生在第一时间做出判断和治疗，但在诊疗的过程中仍要得到患者及（或）家属的同意。而普通胃镜操作过程中，大多数患者可以有效地交流，但仍有少部分人由于紧张、焦虑或其他特殊情况，无法进行有效沟通，这时就需要有家属在场协助、配合医生完成救治。对无痛胃肠镜，除普通胃肠镜的风险外，无痛胃镜还有可能发生麻醉风险意外，比如麻醉药物过敏、低血压、心律失常、反流误吸等，患者在麻醉过程中没有意识，在突发状况下无法做出有效沟通，这需要有家属陪同，一起确认治疗方案，了解相应治疗的风险及必要性。因此普通胃镜我们建议家属陪同，尤其是年龄大于 70 岁的老年人、年龄小于 18 岁的未成年人、行动不便或无法有效沟通的、有心脑血管疾病等患者。而对于无痛胃肠镜，我们要求必须有家属的陪同。

其实对绝大多数做胃肠镜的患者来说，胃肠镜操作的安全性、可靠性是能够保证的。虽然胃肠镜操作过程中会有不适症状，但绝大部分患者都能平平安安来院，平平安安回家。为防患于未然，医院还是会要求有潜在风险的普通胃肠镜受检者和无痛胃肠镜受检者有家属陪同，因为一旦在操作的过程中出现意外事件，是需要医患双方共同面对、共同努力的。毕竟，哪怕对群体是万分之一的小概率，但碰到某个人身上，就是百分之百。生命所系、健康相托，医院每一项诊疗操作都是不能心存侥幸的。

（李玉琼）

❺ 得过心脏病或卒中、服用抗凝血药物（如阿司匹林）对胃肠镜有影响吗

罹患心脑血管疾病的患者常会服用抗凝或抗血小板药物，比较常见的例如"阿司匹林""华法林""氯吡格雷"等。虽然这些药物的作用机制不同，但他们都能起到抗凝血，减少血栓形成的作用。

在生活中我们都有过这样的经验，皮肤上划破了一个小小的伤口，出了一会儿血自己就停住了。上述止血的过程依赖于血液的凝固和血小板的作用，这个凝血的过程可长可短，上述抗凝药物就起到延缓凝血时间或者阻止凝血的作用。

到底让凝血的过程更容易好？还是更难好？这个问题不能一概而论。对心脑血管疾病患者来说，我们更害怕血栓形成堵塞血管，所以常规会让他们服用抗凝血药物，以减小血栓形成的风险。因此对他们来说，"凝血过程更难"是一个不错的方案。但避免了血管堵塞的风险，就要承担出血的风险。所以他们一旦出现了伤口，出血会更多，愈合就更难。也就是说，普通人司空见惯的一个小小伤口，有可能引起服用抗凝药物的患者出血不止。

内镜检查过程中，时时刻刻伴随医疗风险，比如黏膜撕裂、穿孔、出血等情况。所以一旦患者凝血功能不好，出血后就不容易止血。内镜检查如此，内镜下治疗更是如此。息肉摘除、黏膜剥除这些手术全部是有创操作，患者凝血功能不佳会大大增加胃镜治疗的出血风险。

为这类特殊的患者做内镜，面临一个两难的问题：服用抗凝药物在治疗过程中存在出

血的风险，停药又可能导致原来病变的心脑血管再次形成血栓堵塞。因此，患者要将服药的情况向医生告知，听取专业意见。如果短期内血栓形成的可能性不大，可以暂时停药一段时间（一般建议停药 7 天以上）后进行内镜检查、治疗；但对于停药后的血栓风险大，心脑血管专科医生不建议停药的患者，内镜医生要充分告知患者内镜诊疗过程中的出血风险，在内镜检查的过程中，如有可疑病灶，只能内镜观察，不能取活检进行病理检查。大部分轻症患者可采取暂时停药一段时间的方式以便先进行内镜检查，但这个判断评估要交给心脑血管专科医生，患者需要做的事情只有一件，就是将心脑血管疾病史、治疗史以及服用药物的情况详尽告知医生。剩下的就是遵医嘱执行。

（李玉琼）

❻ 长期服用降压药，胃肠镜检查当天要停药吗

高血压对人体健康有种种危害，随着人口老龄化，高血压患者的人数逐年增加。现代人生活压力大、生活节奏快，使得高血压病发病年龄也趋于年轻化。原发性高血压的药物控制往往需要患者常年服用降压药。降压药种类很多，降压机制各异，有的通过减少全身血容量降压，有的通过扩张外周血管降压等，不一而足。有的患者单药控制血压，有的患者必须联合用药才能控制良好。高血压的药物治疗是医学领域一个非常复杂的问题，涉及多个学科的交叉，即便以现在的医疗技术水平，还有很多问题尚待解决。

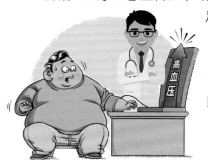

但对于胃肠镜检查来说，内镜医

生更喜欢患者血压平稳。患者如果血压过高或者过低，都会在内镜检查、治疗过程中出现种种问题。内镜操作过程中，患者血压过高，会增加消化道出血、突发心脑血管疾病的风险。内镜检查治疗时正常、平稳的血压是安全操作的必要保障。因此长期服用降压药的患者，胃肠镜检查当天并不需要停药，尤其是平时血压控制欠佳的患者，在胃肠镜检查前要自行复测血压。同时，检查前患者要将高血压情况、用药情况，以及血压控制情况如实向医生做出说明，以便医生综合掌握患者情况，及时应对出现的各种可能。需要指出的是，胃镜检查要求前一天晚上 10 点开始禁食水，而大部分高血压药物的服用时间都在早上，仅仅用一小口水送服降压药并不会影响后续的胃镜检查。

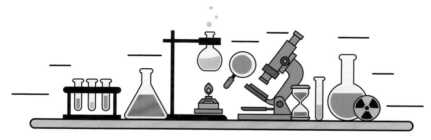

内镜是一门高度专业化的学科，涉及内科、外科、药学、麻醉等方方面面。"长期服用降压药，胃肠镜检查当天并不需要停药"只是一个原则，但这个原则的判断一定是通过专业医生来做出判断，我们不能因为"不停药"而忽略了向医生告知高血压的疾病史和用药史。内镜操作过程中对脏器的牵拉、降压药物和麻醉药物的相互作用，都可能造成患者血压的波动，进而产生各种意外。医患双方是战友，面对的共同敌人是疾病，在同病魔做斗争的时候，一定要相互配合，相互信任，齐心协力！

（李玉琼）

❼ 胃镜检查过程是怎么样的？该如何配合

胃镜检查需要将胃镜从口腔，经咽部、喉部，送入食管、胃、十二指肠上段，胃镜前端的摄像头会将上消化道的内部结构和形态清晰地传送到高清显示屏上，通过放大的影像，能够清楚地发现和分辨各种病变。

一次好的胃镜检查需要检查者良好的配合。胃镜检查最难受的是内镜通过咽喉部时引起强烈的呕吐反射。因此，检查前会向被检者咽部表面喷洒麻醉药物，通过麻醉可以使咽部黏膜的敏感性下降，减轻因镜身的刺激而引起的恶心和呕吐。在进入检查室后，医生会嘱咐被检者松开领口和腰带，这样有利于咽部、上消化道充分放松。取左侧卧位，头枕于枕头上略向后仰，使咽喉与食管呈一条直线；双下肢半屈，放松腹肌，躯干和双上肢自然放松。接下来被检者用牙齿轻轻咬住牙垫的沟，检查中应避免脱开牙垫，否则易咬伤镜身。检查中除必要时不要做吞咽动作，让口水自然流入被检者嘴边的垫子或弯盘内。当镜身从口腔插入口咽部时，被检者需要放松舌根，使镜身头端到达会厌后方、食管入口处，此时有的医生会提醒被检者做一个吞咽动作以打开食管入口，也有的医生依靠镜身注气待食管入口自然

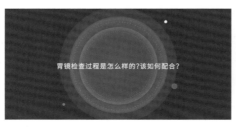

胃镜检查过程是怎么样的?该如何配合?

张开后插管。进入食管后，被检者无须吞咽，因为吞咽对于进镜没有辅助作用，也不要用咽后壁夹住镜身，否则进镜会擦伤咽后壁黏膜。

为了对上消化道管腔黏膜进行详细的观察，检查过程中会不断充气以充分展开本来皱缩在一起的黏膜。注气后胃腔膨胀，受检者会有腹胀的感觉。如果受检查者难以忍受注气后产生的腹胀感，则需要向医生摆手示意，医生会进行吸气操作从而减少不适感。

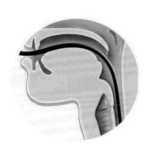

检查过程中由于呕吐反射会造成唾液腺分泌唾液增加，就是我们常说的口水增多。如果被检查者将口水咽下，会影响医生对于胃黏膜的观察，增加操作时间，从而增加患者痛苦，因此，正确的做法应该是尽量减少吞咽动作和降低吞咽动作的幅度，让口水自然地从嘴角流出，等检查完成后再擦拭处理口水。

检查完成后不要急着从检查床起来，防止跌落，待护士帮助解开口圈擦拭口水，自己把呼吸调整均匀以后再缓慢从检查床站起来离开检查室。

（孙力祺）

❽ 胃镜检查后需要注意什么？多久能喝水、吃饭

胃镜检查后由于检查中对胃腔内注气以及对咽喉部的刺激可能会产生一些不适，但是这些不适都可以在短时间内缓解，无需担心。

检查后不适的处理：检查后肚子胀、嗓子疼不用担心。检查后肚子胀可能是由于胃镜检查时注入一些空气，虽然退出胃镜时会吸掉胃内空气，但因有不少空气进入小肠内，进而导致检查结束后腹胀、嗳气。这时候无需卧床休息，可以适度活动一下，通过打嗝和肛门排气使腹胀缓解。

检查后感到嗓子疼痛较为常见，一些人可能会出现咽部异物感和唾液中少量带血，此时无需惊慌失措，这是进镜和检查过程中镜身摩擦咽部黏膜引起的。此时切记不要刻意呕、咳导致出血加重，可通过喝清水、口含草珊瑚含片等，症状可在 1～4 天内减轻或消失。通常咽部黏膜的损伤无碍于正常饮食，可照常工作，但需要避免饮酒及其他刺激性饮料和食物，以免延长咽部黏膜损伤修复时间。

极少数的患者在检查后可能出现并发症，如：胃镜检查后如有持续的剧烈腹痛应警惕消化道穿孔可能，应停止饮水和进食，尽快到医院急诊就医，以免贻误病情危及生命。胃镜检查做活检的患者，需要严格按照要求进行饮食，并在胃镜检查后的 1 周内注意有无呕血、黑便（呈柏油或沥青样）和便血等消化道出血的表现。如出现上述表现，需要马上就医并进行治疗，避免严重大量出血。

检查后饮食：常规胃镜检查结束后只要咽部的麻木不适感消失，吞咽功能恢复，即可少量饮水， 1～2 小时后可正常进食温软食物，如鸡蛋羹、面条、牛奶和米粥等。但是对于做了活检的患者，检查后 2 小时才可以开始喝水进食，检查当天应进食温凉

流质食物，如凉白开、米汤、冷粥等，在 1～2 天内，应进食半流质饮食，忌食生、硬和有刺激性的食物，不要吸烟、饮酒、喝浓茶和浓咖啡，以免诱发活检处创面出血。

（孙力祺）

❾ 胃镜检查都要取活检吗？什么情况下要活检

胃镜下取活检行病理检查是明确胃部病变性质的一项重要诊断措施。并不是所有的胃镜检查都需要取活检。胃镜是否取活检，主要取决于患者胃部有无病变及病变的严重程度，另一方面就是内镜医生的判断和决策水平。

如果被检查者胃壁颜色正常、胃内黏膜光滑、黏膜皱襞正常，无充血、糜烂及溃疡，那么就不需要取活检。如果胃内有异常病灶，但如果是常见的慢性浅表性胃炎、轻度溃疡、多发小片状糜烂等癌变可能较低的病灶，内镜医生一般情况下会直接给出慢性胃炎、非萎缩性胃炎、胃溃疡的诊断，不需要取活检。但如果胃壁黏膜有严重的溃疡、严重的黏膜萎缩、单发的片状糜烂等情况，就需要取活检明确性质来区分是一般的炎症还是癌症。但是，有的时候溃疡和癌变会同时存在，由于病变部位、取材量等原因，导致病理活检并不能发现癌症，因此，如果医生认为有必要的话，就需要在药物治疗后短期内再次复查胃镜取活检，避免漏掉胃癌从而耽误病情。

另一种需要取活检的情况是发现了胃内的占位性病变。也就是常说的胃里面长了东西，这些东西可能是良性的，也可能是恶性的。最常见的胃内占位性病变就是胃息肉，如果是腺瘤性的息肉，则恶变的概率较高。因此，在发现胃内有占位性病变的情况下就需要取活检来明确性质。但是，有一种情况例外，就是肿物不是从胃黏膜生长而来，而是从黏膜下生长而来的，而表面黏膜是光滑的，这种情况最常见的就是间质瘤。一旦怀疑是间质瘤，通常不取活检，否则就容易造成瘤体破裂，从而引起恶性间质瘤转移和复发。

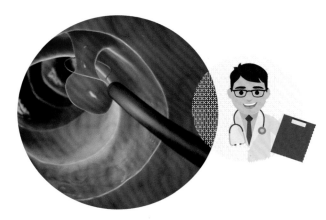

取不取活检还取决于医生方面的因素。早期胃癌和一般的病变只有一些细微的差别。如果是经验丰富的医生，会特别警惕癌症的风险。当怀疑癌变时，更倾向于进行病理检查以防万一。当不确定是否恶变时，还可以通过放大内镜、染色内镜等方法帮助判断病变性质，这样漏诊胃癌的可能性就会小很多。

但是并不是每个内镜医生都有丰富的经验，因此在临床实践中，很多医生一旦发现黏膜病变就会积极地取活检以免漏诊胃癌，这种行为在现有的医疗资源配置情况下应当是被鼓励的。

因此，胃镜是否取活检是由多种因素共同决定的，取了活检并不一定代表胃有问题，也无需过分焦虑，耐心等待病理结果出来后找医生复诊咨询即可。

（孙力祺）

⑩ 什么是无痛胃肠镜

无痛胃肠镜是指在静脉麻醉下进行的胃肠镜检查术。胃镜是从咽喉部插入食管，在不麻醉的情况下（俗称普通胃镜）可能引起受检者频繁的恶心、呕吐，这不仅影响医生观察胃内情况，甚至会导致贲门撕裂、呕血等严重并发症。同时因镜身接触胃壁、注气扩张导致胃痉挛，产生胃内"翻江倒海"的感觉。另外，少数患者因难以掌握呼吸节奏发生

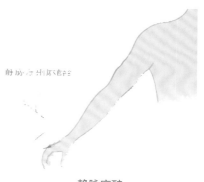

静脉麻醉

喘憋，甚至因内镜深入体内感到恐惧，而做出拔镜、抵抗、自行改变体位等危险动作。肠镜检查则需要检查者将内镜从肛门插入至回盲部（大肠起点），从黏膜侧观察结肠及病变。由于结肠存在很多弯曲之处，当内镜通过某些弯曲角度较大的部位时，患者可能因牵拉产生痉挛性腹痛。在紧张情绪下，患者经常不自觉地屏气、鼓起肚子，加大了进镜难度。同时，为了充分观察肠腔，检查过程中需要在肠腔内注气撑开皱起来的黏膜，进而带来腹胀等不适体验。在发现病变、需要进一步观察或者活检的情况下，操作时间延长，更增加患者痛苦。胃肠镜检查过程中的不适使得患者复查率较低，甚至部分已经存在癌前病变的患者，因无法耐受或畏惧检查，进而放

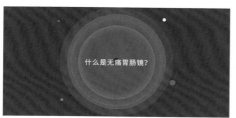

什么是无痛胃肠镜？

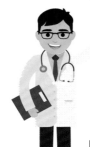

弃或推迟复查随访，大大延误病情。

随着科技进步和时代发展，上述这些"不良体验"都可以用现代麻醉方法避免。静脉麻醉药物的作用原理是对大脑中枢产生可逆性的麻醉抑制，药物从手臂静脉推入，患者在药物作用下"睡着"后感觉不到任何不适，对内镜检查全过程完全无记忆，因此称为"无痛"或"无痛苦"胃肠镜。在没有麻醉风险的患者中推广无痛胃肠镜，有利于提高公众对于胃肠镜检查的接受度和依从性，进而可以更早地筛查出胃肠癌，为后期治疗提供时间与机会。此外，在麻醉状态下，医师进镜的阻力更小，可以缩短操作时间，且短暂麻醉使用的药物剂量，基本不会对患者后期产生什么伤害。不少患者被唤醒后，还称从来没睡得这么香过、做了个好梦呢！

（马佳怡）

⑪ 无痛胃肠镜做多了对身体有害吗？会影响记忆力吗

静脉麻醉是药物经静脉血管注入，通过血液循环作用于中枢神经系统而产生全身麻醉的方法。静脉麻醉包含多种药物，可以同时发挥各个药物的特点，以达到麻醉平稳、起效快、安全性高、代谢快、对生理扰乱少、不良反应少、苏醒快的效果，可用于不做气管插管的短小手术或检查操作。经过数十年的发展，无痛胃肠镜技术已经非常成熟。麻醉后对肢体平衡能力，反应能力可能有暂时性的影响，经过当日短暂休息（10～30分钟）就可恢复。但为安全起见，我们一般要求检查当天需要有家属陪同，麻醉苏醒后不要平躺，多数需要静坐1小时，能避免出现恶心、呕吐等表现，不可立即进食或饮水，避免因吞咽功能还未恢复而出现的呛咳，并且患者本人当日不宜进行驾驶、精密仪器操作、高强度运动等。静脉麻醉对人体产生长期影响可能性极低，全世界已经有大量数据和文献证明，现代麻药不会让人反应迟钝，也不会影响记忆力。在麻醉医生充分的检查前评估及合理应用麻醉药品的情况下，静脉麻醉对身体非但不存在伤害，反而为患者提供多一种选择可能。既能保障被检查者的舒适度，又可以消除对胃肠镜的恐惧感，并为医生提供良好的观察视野，是一种积极的检查方法。现阶段无痛胃肠镜推广度较高，各级医院在排除麻醉高危因素后都可以开展，患者大多可在就近医院接受检查。

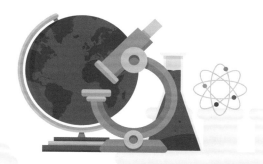

但我们仍然建议，除非在医生叮嘱需要密切留意病变变化的情况下，短期内不要多次进行麻醉下内镜诊疗。大部分患者进行内镜检查的间隔在 1 年至数年内，以这样的时间间隔接受静脉麻醉对人体是安全的。

（马佳怡）

⑫ 哪些人不适合做无痛胃肠镜

说了静脉麻醉的那么多好处，是否人人都能做无痛胃镜呢？这需要内镜医生和麻醉医生共同严格把握适应证和禁忌证。

首先，普通胃肠镜检查的禁忌证，通常也为无痛胃肠镜的禁忌证。如：患有严重的心肺疾病、主动脉瘤、休克或本身处于危重状态者；急性咽喉部疾病，胃镜不能插入者；腹部大手术后腹腔有严重粘连、结直肠或腹腔急性化脓性炎症、大量腹水尚未控制者均不宜行胃肠镜检查。精神性疾病不能配合胃肠镜检查，严重的颈胸和脊柱畸形不能配合侧卧体位；消化道急性穿孔期、孕妇及哺乳期妇女等，同样不适宜行胃肠镜检查。

其次，有麻醉药物过敏史，特别是有镇静镇痛药物过敏史的患者不能做无痛胃肠镜，重者可致过敏性休克等危及生命的情况发生。

另外，麻醉药物一定程度上会产生呼吸抑制和循环抑制的作用，故严重的心脏、肺部疾病，如急性心肌梗死、心律失常、严重高血压不能控制、重症肺炎、近期心肺大手术后为检查的禁忌证。容易引起窒息的疾病，如支气管炎致多痰者、严重鼾症（打呼噜）及过度肥胖者（短颈）也不能进行静脉麻醉。急性消化道大出血（呕血、便血、大便黑）导致的严重贫血可影响血液携氧能力；同时胃内潴留较多的血液易导致麻醉后误吸、呛咳，虽然有检查的必要，但却不能进行麻醉，应当在生命体征及病情稳定后选择普通胃肠镜下检查。心肺功能不佳、凝血功能不佳、肝功能损害、相对低血压的病人也要权衡利弊再作决定。因此，在做无痛胃肠镜前，患者要将自己目前的健康状况或原有的病史提供给医生，并配合医生做好心电图等术前常规检查和评估。

（马佳怡）

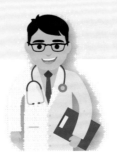

⓭ 什么是胶囊胃镜检查？能替代传统胃镜吗

一提起胃镜检查，很多人脑中浮现的场景就是口水横流、恶心、呕吐，虽然无痛胃镜大大改进了检查的舒适感，但麻醉不仅有不良反应，也不适用于所有患者。您是否想过，有一天，只需吞一颗小小的胶囊，就能清楚地观察整个胃内黏膜的情况？不插管做胃镜的时代已经到来，那么，究竟什么是胶囊胃镜呢？

首先我们来了解下胶囊内镜。顾名思义，胶囊内镜即外表类似于胶囊的内镜检查系统，胶囊包含了一个微型彩色照相机、电池、光源、影像捕捉系统及发射器等。其工作原理为患者通过口服胶囊，借助消化道蠕动使之在消化道内运动并进行图像拍摄，医师利用体外的图像记录仪和影像工作站，了解受检者的整个消化道情况，从而作出诊断。这也是最早在 2000 年由以色列科学家研究发明，经过 20 年发展，成为小肠疾病一线诊断方式的胶囊内镜的工作原理。但是，由于胃腔空间解剖的特殊性，要想全方位、无死角地检查胃部，必须对胃进行有效的充盈并实现对胶囊内镜的主动精确控制，磁控胶囊胃镜便应运而生。

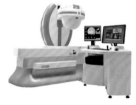

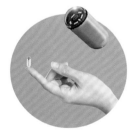

我国已率先研制出全球首台利用机械臂精准多维旋转移动、自适应匹配实现精准磁控的

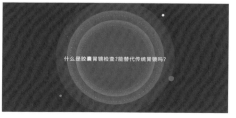

什么是胶囊胃镜检查?能替代传统胃镜吗?

胶囊胃镜系统。该系统由一个 C 型机器臂式的永磁体在体外控制胶囊并在胃腔内实现精确的运动。检查前，患者只需要喝 1 000 ml 左右的清水充分充盈胃部，检查过程中，操作者通过对胶囊体外的精确磁控，实现了磁控胶囊胃镜三维直线方向的毫米级小步长平移，移动到胃三维空腔内的任何部位，同时还实现磁控胶囊胃镜自由小角度转动，方便对具体病变适宜角度的观察，从而实现对胃部各结构与相应病变的完整观察。

通过前面介绍，我们知道了胶囊胃镜的基本工作原理和特征，胶囊胃镜因无创无痛受到广大患者的青睐，其对胃病的诊断是否准确也成了大家最为关心的问题。那么，胶囊胃镜能够取代传统胃镜吗？

为明确磁控胶囊胃镜检查胃部病灶的准确度，2016 年全国 7 个中心以传统胃镜为金标准进行了一项大样本高质量临床研究，结果显示磁控胶囊胃镜可清晰完整观察贲门、胃底、胃体、胃角、胃窦、幽门，不但未遗漏严重病灶，且发现了额外病变，且 95.7% 的患者倾向选择磁控胶囊胃镜检查。由此可见，磁控胶囊胃镜与传统胃镜的诊断效能是相当的，准确性也毋庸置疑，可应用于大规模无症状人群的胃病筛查。

但目前，磁控胶囊胃镜不能对病灶进行活检，如怀疑恶性，有必要进一步行传统电子胃镜通过活检对病变性质加以明确。所以，磁控胶囊胃镜和传统电子胃镜各有千秋。我们可以根据自身的情况，选择最适合自己的检查方式。

接下来，我们进一步介绍胶囊胃镜检查的适应证和禁忌证。

磁控胶囊胃镜适用于怀疑胃部疾病的患者，包括健康管理（体检）和胃癌初步筛查：① 需行胃镜检查，但不愿接受或不能耐受胃镜（包括无痛胃镜）检查者；② 健康管理（体检）人群的胃部检查；③ 胃癌初筛；④ 检测药物（如抗血小板药物、非甾体类消炎药等）相关性胃肠道黏膜损伤；⑤ 部分胃部病变的复查或监测随访，如胃底静脉曲张、萎缩性胃炎、胃溃疡规范治疗后、胃息肉等；⑥ 胃部分切除及内镜下微创治疗术后的复查随访；⑦ 完成胃部检查后，尚可继续检查小肠。

除了以上适应证外，在检查前还要排除相关的禁忌证，分有绝对与相对禁忌证，如果存在以下情况需告知咨询医生。

● 绝对禁忌证

① 无手术条件或拒绝接受任何腹部手术者（一旦胶囊滞留可能需要通过手术取出）；② 体内装有心脏起搏器，但除外起搏器为新型 MRI 兼容性产品的情况（目前众多新型植入电子医疗产品可与 MRI 兼容，检查前可详细咨询医生）；③ 体内植入电子耳蜗、磁性金属药物灌注泵、神经刺激器等电子装置以及磁性金属异物；④ 妊娠期女性。

● 相对禁忌证

① 已知或怀疑胃肠道梗阻、狭窄及瘘管；② 吞咽障碍者。

（钱阳阳）

⑭ 我还是不想或害怕做胃镜，还有什么其他可代替的方法吗

我国是胃癌高发国家，其发病率和死亡率在恶性肿瘤中均高居第二位，新发病例和死亡病例约占全球一半左右，而早期的发现可以极大地改善患者的预后。但是有不少胃病患者是"畏镜一族"，胃痛或者不舒服许久，就是不愿意或者不敢去做一个胃镜，想着有什么其他方法可以代替。其实内镜检查是对消化道内部黏膜的直接观察，比起其他检查方式更直观也更准确，目前没有任何其他检查方式能代替胃镜在上消化道疾病诊治中的作用。

传统胃镜因为或多或少会引起受检者恶心、呕吐和咽部不适等反应，但大部分人仍然都可以耐受传统胃镜检查。当然，受检者也可以选择无痛胃镜，即静脉麻醉之下完成胃镜检查，全程没有任何记忆和痛苦。此外，如果也不愿意麻醉，也实在不愿意或不适合做传统胃镜检查，正如前一节所述，胶囊胃镜也是不错的选择，可以有效筛查和诊断胃部疾病。

除了内镜检查之外，当前还可以检查胃部的方法主要有以下几种方式。

● 影像学检查

上消化道钡餐或碘水造影 X 线与上腹部 CT 等，前者可以发现一些较大的溃疡、隆起性病变或者消化道功能性疾病，后者可以观察胃壁及周围结构，看是否有胃壁增厚或者其他明显的病变。这些影像学检查对再早期胃病的检查还是不如胃镜观察直观与有效，可作为疾病的程度评估与性质鉴别。

● 血清学检测

血清胃蛋白酶原、胃泌素 -17 以及血清癌胚抗原（CEA）、CA199、CA125、CA724 等肿瘤标志物检测，均与胃癌的发生具有一定的相关性，检测值可以提示患病风险，提高健康警惕。

● 幽门螺杆菌 Hp 感染的检测

可以通过血清 Hp 抗体检测或者通过尿素碳呼气试验进行检测，Hp 的感染与胃炎、胃溃疡、胃癌有一定关联，但也不是有 Hp 感染就一定会有病变，需要根据感染情况与症状体征在医师指导下选择根除治疗。

● 粪便检验

粪隐血试验可以提示消化道是否存在出血情况，而溃疡、肿瘤等疾病均有可能引起消化道出血。

因此，虽然不做内镜也可以检查胃，但各项检查的目的不一样，每种检查都有自己的临床意义。只是从准确性上来说，还是内镜检查最有信服力，如果有必要检查胃部，则推荐进行内镜检查，其他检查只能作为辅助的检查方式。面对具体的临床问题，应当遵从医嘱，结合具体情况选择适合的检查方式。

（钱阳阳）

⑮ 有没有一次性胃肠镜？胃肠镜重复使用是否会传播细菌和病毒

这是一个老百姓都普遍关心的问题，但就目前的条件来说，无论是国内还是国际上，胃肠镜还做不到一次性使用。因为胃镜和肠镜是一种高端的、复杂的医疗设备，它涉及电子成像系统、光学系统以及复杂的机械构造，最便宜的胃镜售价基本都在 20 万元以上，而一套完整的设备甚至需要上百万元，所以说，一套设备不可能只供一个病人做内镜诊疗。但这是今后开发的方向，期待未来生产功能保障、价格低廉的内镜设备，这样就大大避免内镜交叉感染的风险。

既然胃镜和肠镜不是一次性使用的，那么我们是如何确保不在病患之间传播细菌和病毒等微生物呢？这就需要从事胃肠镜清洗、消毒及灭菌的工作人员严格做好各个环节的质量控制。胃肠镜作为一种直接侵入人体体内、并与人体正常黏膜接触的医疗仪器，同时又因内镜本身存在材料特殊及结构复杂等特性，导致胃肠镜的清洗、消毒及灭菌工作困难且艰巨。那么，如何确保每条胃肠镜在使用之前都是干净的呢？

秉持着"一人一镜一消毒"的原则，所有参与洗、消的工作人员都经过了严格的岗前培训，并且在取得培训合格证书后方能上岗操作。胃肠镜从前一例患者诊疗结束后到用于下一例患者之前，会经过严格的床旁预处理、手工刷洗、漂洗、消毒及干燥等一系列的环节及步骤，每一步的操作规范与时间，国家都有相应的质控标准，洗、消信息全程记录。

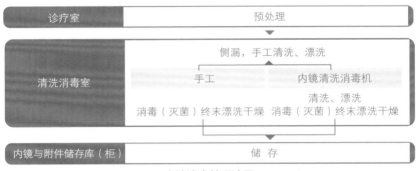

内镜消毒处理流程

同时为了监测胃肠镜清洗、消毒的质量，医院会定期对清洗、消毒后的胃肠镜进行清洁度及染菌量的检测，一旦超标，会第一时间暂停该内镜使用，同时进行相应的整改，直至该内镜恢复正常后方可被再次使用。

我国已经成立了国家消化内镜专业质量控制中心以及专家委员会，他们会对消化内镜的清洗、消毒进行定期质量评估和持续的监控。而且基本上每个省、市、自治区都有消化内镜的质量控制中心，质控专家会定期不定时地到各个内镜中心进行取样检查。到目前为止，我国没有发生过群体性的因胃肠镜检查而感染的事件。

因此，只要在严格的质量控制下，则可以确保细菌和病毒在不同的患者之间的传播。

（傅增军）

⓱ 下一次胃镜应该什么时候做

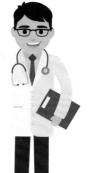

很多人在做完第一次胃镜检查后，如果对检查结果很满意，则会非常放心自己的身体健康情况，同时因为胃镜插管有一定痛苦，不会在意下一次什么时间做胃镜。而有些人则会对检查结果一直"耿耿于怀"，无论结果好坏，经常会因为应该什么时候再做胃镜复查而感到焦虑与担心。那么，到底该多长时间进行下一次胃镜检查？不同人的复查时间是否有区别呢？

对于这个间隔时间问题，其实不会所有人都是一样的答案，因为每个人都有不同的身体情况与不同的检查结果，需要根据具体情况明确下一次检查时间。

从疾病严重程度划分，我们首先最关注的就是胃癌筛查。我国将胃癌筛查对象定义为年龄 ≥ 40 岁且符合以下任一条的人群：① 胃癌高发地区人群；② Hp 感染者；③ 既往患有慢性萎缩性胃炎、胃溃疡、胃息肉、手术后残胃、肥厚性胃炎、恶性贫血等胃癌前疾病的患者；④ 胃癌患者的一级亲属；⑤ 存在胃癌其他危险因素（如长期高盐、腌制饮食、吸烟、重度饮酒等）的人群。《中国早期胃癌筛查流程专家共识意见》推荐使用新型胃癌筛查评分系统（参见第 117 页表 2），结合年龄、性别、Hp 感染、血清胃蛋白酶原（PGR）、血清胃泌素 -17（G-17）共 5 个指标，对胃癌筛查人群患癌风险及其筛查间隔时间进行相应分类：① 胃癌高危人群（17～23分），建议每1年筛查胃镜；② 胃癌中危人群（12～16分），建议每2年筛查胃镜；③ 胃癌低危人群（0～11分），建议每3年筛查胃镜。

以上是对于符合胃癌筛查人群常规筛查间隔时间的一个推荐，那对于未进行上述危险分级以及不属于胃癌筛查对象范围的人群，该如何进行胃镜检查的长期监测？这些人如果需要定期随访复查，其真正含义又是什么呢？

根据第1次胃镜的检查结果，结合临床实践常规，做出以下推荐：

● 浅表性胃炎（非萎缩性胃炎）、胆汁反流性胃炎，伴或不伴有糜烂：根据自身症状情况进行胃镜复查，如果胃部症状加重或有新发不适症状时，则在排除其他疾病情况后，可以积极地行下一次胃镜检查。

● 溃疡性疾病（胃溃疡、十二指肠溃疡等）：一般推荐在溃疡治疗3个月左右需进行复查，观察治疗愈合情况；即使溃疡的活检结果是良性病变，治疗后的再次复查也是有必要的。当然，很多人可以根据症状缓解的程度对自己的病情进行初步判断，但胃镜仍然是诊断的金标准，具体复查安排仍要结合自身的情况与医生的建议。

● 息肉性病变：息肉分为不同的病理类型，主要分为增生性息肉与腺瘤性息肉，前者经内科对症处理之后效果较好，后者则有一定的癌变风险，需要进行内镜手术切除。一般来说，若是腺瘤性息肉需要进行严密随访，建议每1年做一次内镜检查观察有没有复发或者是发生癌变。

● 萎缩性胃炎：萎缩性胃炎也有不同的病理分级，如果只有萎缩，没有肠化或者异型增生，则可以每1～2年复查一次胃镜；如果伴有肠化与异型增生，则需缩短复查的间隔时间，根据肠化与异型增生的严重程度，建议每6～12个月做一次胃镜复查。

总之，根据自己的胃镜检查结果与自身情况，我们可以充分地与医生沟通，按照上述的推荐意见，听取专业医生的建议，就可以清晰地制定出下一次的胃镜检查计划了。

　　当然，以上的推荐都是基于一般情况与大多数人群的，如果对自己复查间隔时间有强烈要求的（比如要求复查间隔时间再短一些），医生也不会拒绝申请检查的。不过，多与医生沟通咨询，遵循科学性复查建议，可以减少很多人不必要的焦虑与担心，也可以提高大众的健康意识与胃部疾病的诊治成功率，为健康生活保驾护航。

（钱阳阳）

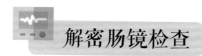

⑰ 什么是肠镜检查？真的非常可怕吗

　　让我们首先来了解一下肠镜的特点。肠镜是一条长约 140 cm 的可弯曲的纤维软管、其末端各装有一个光源以及微型电子摄像机，因此也有人形象地将其称为"高度可曲的、反光的意大利空心面条"。肠镜检查由肛门慢慢进入大肠，可完整、清晰地观察肠道内部结构，并对可疑部位进行拍照、录像以及组织活检。除此之外，肠镜还可搭配活检钳、细胞刷、电热圈套器、持抓钳、金属夹、气囊扩张器等配件，协助操作者对病变部位进行穿刺活检、出血部位的止血、狭窄段的扩张、息肉摘除等诊断和治疗操作。肠镜检查并不可怕，但不可否认的是，肠镜检查前口服泻药进行肠道准备的过程会让大部分受检者感到不适，另外，肠镜检查过程中对肠道进行充气以及通过肠道弯曲处的过程同样可能会造成受检者一定程度的腹胀、腹痛不适。

　　根据肠镜操作是否使用麻醉剂分为普通肠镜和无痛肠镜。普通肠镜和无痛肠镜各有利弊，普通肠镜检查是在人的清醒状态下进行，费用相对便宜，如果患者发生疼痛不适，提示医生此处可能拐角，不能"盲插"，可以有较好的疼痛反馈；无痛肠镜则是在静脉麻醉下完成肠镜检查和治疗，可消除被检查者的恐慌和痛苦感，但同时也抑制了人正常的疼痛反射，无形之间增加了肠道损伤和穿孔等风险，对于有心血管疾病的患者以及高龄老人，可能存在麻醉风险。进行何种类型的肠镜检查，受检者可根据自身情况以及医生的建议进行选择。另外，正确认识肠镜检查的特点、作用和要点，做好检查前的准备，也能有效帮助我们消除心理的恐惧感，更好的配合医生的操作，从而更顺利地完成肠镜检查。

（曾彦博）

⑱ 哪些人、出现什么情况建议做肠镜检查？常规体检需要安排肠镜吗

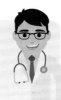

　　肠镜检查是对肠道病变进行直观观察并鉴别病变性质的可靠方法，也是目前诊断结直肠肿瘤及癌前病变的金标准。简而言之，符合如下情况者，应尽早行肠镜检查：

　　●大便带血、黑便症状者，或粪便隐血试验呈持续阳

性者。

- 大便次数多、大便不成形或腹泻者。
- 长期或近期出现排便困难者，或原有的排便规律改变者。
- 近期出现大便变细、变形者。
- 长期腹痛、腹胀者。
- 不明原因消瘦、贫血者。
- 不明原因腹部包块，需明确诊断者。
- 不明原因肿瘤标志物 CEA、CA-199 升高者。
- 腹部影像学检查（CT、磁共振等）发现肠壁增厚或占位性病变，需要排除结直肠癌者。

常规体检的肠镜目的是筛查出肠道病变、发现早期结直肠癌。早期结直肠癌筛查的长期目标是降低人群结直肠癌的发病率和死亡率。我国结直肠癌人群发病率从 40 岁开始上升速度加快，50 岁以上加快更为明显，根据中国早期结直肠癌筛查流程专家共识，推荐筛查对象：① 人群筛查：50 ～ 75 岁人群，无论是否存在报警症状（报警症状包括：黑便、血便、消瘦、腹泻、腹部肿块、排便习惯改变等）。② 伺机筛查：无症状一般人群，参照人群筛查年龄范围，年龄可酌情放宽；有症状特别是有结直肠肿瘤报警症状的个体，不作年龄限制。结肠镜检查推荐筛查周期为每 5 ～ 10 年 1 次高质量结肠镜检查。对于免疫化学法粪便隐血试验阳性、粪便 DNA 检测阳性者，发生结直肠癌及癌前病变的风险明显升高，需尽早接受肠镜检查。

（曾彦博）

⑲ 肠镜检查前需要注意什么

（1）心理准备

肠镜检查会带来一定的不适感，患者易产生恐惧或抵触心理，但其实大部分肠镜检查过程是很顺利的，一般 10 ～ 20 分钟即可完成，只是在肠镜通过结肠几个弯曲时会有一些胀痛。所以，在接受肠镜检查前和检查时要放松心情、消除疑虑，这样有助于快速顺利完成检查。

肠镜检查时，患者通常取左侧卧位，双膝屈曲，全身自然放松，正常呼吸。检查时需要向肠腔内注入少量气体以扩张或暴露肠腔，患者可能会感到腹胀或便意，此时应放松，不刻意屏住肛门，使其自由排气。患者若大肠过长、迂曲、或有腹部手术史者，肠镜在通过时可能有明显胀痛，在某些情况下医生会按压腹部以帮助进境，此时应深呼吸，不宜过度紧张，更不要过度对抗按压，否则容易诱发肠痉挛，增加进镜难度，延长操作时间。若腹痛难忍，可告知医生，医生可吸出适量气体，患者休息片刻再进行检查。

（2）饮食准备

检查前 1 天开始低纤维饮食，不要吃蔬菜、水果、坚果、粗粮等，宜进食稀饭、烂面条、蒸蛋等低渣、低纤维饮食。检查当日不能进食。

（3）肠道准备

肠道准备是指通过饮食调整和药物应用，使肠道内粪便排空，使肠腔内达到一种清洁状态，以便肠镜检查时更好地发现病变。肠道准备的好坏直接关系到肠镜检查的质量，因此肠道准备是不可忽视的重要环节。

肠道检查前准备，推荐服用 2～3 L 聚乙二醇电解质等渗溶液作为泻药，帮助排空、清洁肠道。理想的清洁肠道时间不应超过 24 小时，内镜诊疗最好于口服泻剂结束后 4 小时内进行，使用麻醉剂的无痛肠镜检查建议在 6 小时后进行。对于肠道准备不满意者，可采取清洁灌肠、内镜下泵灌洗或第 2 天再次加强肠道准备等方法。

（4）其他检查、既往用药调整

无痛肠镜检查的患者因需要做静脉麻醉，所以需先行心电图、胸片检查，排除严重心、肺病变。行肠镜下息肉摘除术等有创操作前需要化验血常规、凝血功能等，停用抗血小板药物如阿司匹林、氯吡格雷等 1 周以上，否则容易导致术后出血。有高血压病的患者仍需继续服用降压药。有其他正在服用的药物、有冠状动脉支架植入史、心脏起搏器植入史等病史的患者均需提前告知医生。

（曾彦博）

⑳ 肠道准备应该如何做？怎么判断是否合格

肠道准备的质量直接影响结肠镜检查的成败，良好的肠道准备可以大大缩短检查时间，提高病变检出率。肠道准备不充分时，肠内残留物不仅导致微小的病变漏诊，甚至可能增加出血、穿孔等并发症的发生风险。不合格的肠道准备会增加结肠镜检查的难度，延长操作时间，甚至会增加肠镜检查的失败率。在肠道准备差的患者中，近一半的腺瘤病变会漏诊，其中约 1/3 为高癌变风险的腺瘤。此外，肠道准备不合格的受检者还需要重新准备，耽误时间和精力。那么如何正确地进行肠道准备呢？

理想的肠道准备方法应具备以下特点：能短时间内排空结肠粪便、不会引起肠道黏膜改变、不会导致水电解质紊乱、价格适中、患者不适度轻。目前最常用的肠道

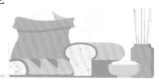

清洁剂为聚乙二醇，患者需要按照说明配制泻药，一般为相应量的药物加 2～3L 水；无便秘的患者在检查前 4 小时开始服用泻药，每隔 15 分钟喝 250 ml，尽量在 2 小时内喝完。在服用泻药半小时左右然后会出现"腹泻"，约 3 小时排空。若服用的剂量较大，则可在检查前一天和当天分次服用泻药。若下午检查，患者早餐可进食流质，上午 8～9 点钟开始服泻药，禁食午餐，中途可食用糖、巧克力或糖水补充能量。有些患者觉得泻药有味道难以喝下去，甚至感到恶心、腹痛等一过性消化道反应，建议放慢服用速度或暂停服用；如果有严重腹胀不适，可加大服用泻药的间隔时间并来回多走动，待症状消除或减轻后再继续服用直至排出清水样便。

那么如何判断肠道准备是否合格呢？简单来说，患者可通过观察马桶中最后一次大便的性状进行判断。理想的肠道准备是所排出的大便完全为清澈的液体，也就是无色或淡黄色的透明水样便，没有固体掺杂在里面。大便性状如像下图的前两幅一样，肠道准备还不够到位，需要继续喝水或服泻药；必要时需要灌肠或重新准备肠道以保证检查效果。

为保证肠道准备质量，患者在检查前 1～3 天就要开始做"清肠"准备：在检查前 2 日不要吃蔬菜和水果，因为蔬菜和水果富含纤维素，不易消化，会产生较多的粪便，肠道检查前不容易排干净。在肠道准备当日吃一些易消化的无渣或低渣食物，如稀粥、烂

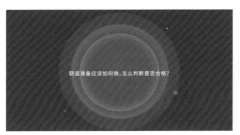

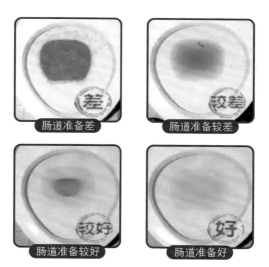

肠道准备合格与否对比图（从抽水马桶中观察大便的形状）

面条、蛋羹、面包等。检查当日喝泻药后不要吃任何东西，如果有头晕等低血糖症状可饮用糖水充饥，但不要饮用牛奶等乳制品。对于有服用高血压、心脏病药物的患者需要在检查当日继续服药。糖尿病患者当日需停止使用降糖药物。

（潘 骏）

㉑ 肠道准备失败或不理想怎么办

一般患者若服用泻药 3 小时后排便不多，排出物仍含有较多的粪渣，则需继续饮水 1 000 ～ 2 000 ml，或者加服泻药 1 ～ 2 盒；如果检查前仍没有排干净，应告知医生，及时采取清洁灌肠来补救。然而，部分特殊患者的肠道准备质量仍不理想，需制定个体化方案。

便秘患者

便秘患者肠道蠕动慢，加之部分患者长期服用各种导泻剂，对肠道准备的泻药反应差。如果按照常规的肠道准备方法，肠道准备常不佳，喝完泻药后，肠腔内仍有大量的粪渣残留，导致检查效果不佳甚至无法完成肠镜检查。为保证肠道准备质量，便秘患者可以尝试以下几种肠道准备方法。

● 在肠镜检查前一晚先服用一次泻药，然后在肠镜检查前 4 小时按照上述方法再次服用一次泻药。

● 在服用泻药的同时口服西沙必利。便秘患者由于肠道蠕动较弱，肠内容物排泄迟缓，所以给予西沙必利类促胃肠道动力药物，通过促进肠道肌间神经丛及壁内神经丛节后纤维活动，增强肠道蠕动，促进肠道排空。

● 在检查前 2 天行无渣饮食的同时服用乳果糖口服液，然后按照上述常规方法服用泻药。乳果糖口服液具有双糖的渗透活性，可使水、电解质保留在肠腔内而产生高渗效果，有导泻功效。联合用药可使肠道准备更加充分，更利于肠镜观察黏膜的情况。严重便秘的患者可在检查前 3 小时给予缓泻剂或促动力药以排出结肠内潴留的粪便。

老年患者

许多老年患者往往伴有其他疾病，在进行肠镜检查准备时需加强观察，以免发生意外情况。确定肠镜检查日期后，老年人首先应在医生的指导下于检查前 7 ～ 10 天停用阿司匹林、华法林等双抗类药物。检查前 2 ～ 3 天开始少渣半流质或流质饮食，遵照医生的时间要求口服肠道准备所需药物，直到排出清水时，方可进行肠镜检查。也有小部分老人由于长期便秘，喝完泻药后仍然泻不干净，此时应向医生咨询，或按上述方法清洁肠道后，方可进行检查。如有泻后出现头晕等不适症状，需及时卧床，防跌倒，症状严重时及时报告医务人员。检查当天由于晨起禁食，伴有糖尿病的老年人应当停服降糖药，必要时可服一些糖水，以免出现低血糖症状，但高血压患者检查当天要正常服用降压药物，饮水量不宜过多。接受麻醉肠镜检查者需要在肠镜开始前 4 小时服药，因此老年患者，尤其是伴有上述疾病的患者应在家人陪同下检查。

（潘　骏）

22 胃肠镜检查可以一起完成吗？如何准备

胃肠道的检查有很多种方法，其中胃、肠镜分别是上、下消化道检查的金标准，越来越多的人选择胃肠镜作为体检的项目，以早期发现疾病，做到早发现、早治疗。

胃镜和肠镜在技术上来讲是可以一起做的。做胃镜需要禁食 8 小时以上，做肠镜需要导泻，把肠道的粪便排干净才看得清楚。如果选择在上午做胃肠镜，一般在前一天晚上 8～10 点开始禁食，在当天早上 4 点左右口服泻药，待肠道清空后，第二天早上就可以一起做了。如果选择在下午做胃肠镜，一般在当天晨起空腹不吃早饭，在早上 8 点左右口服泻药，下午 2 点后就可以做了。

但是由于胃镜和肠镜检查分别使用 2 个不同的机器，放在不同房间，很多医院通常将同一患者的胃肠镜检查预约安排在不同的时间段。也有一些医院把两台机器放在同一个房间，在同一时间段依次进行胃肠镜检查，给患者带来了方便。有些人担心在行胃肠镜检查时无法忍受其带来的不适感，所以会预约无痛胃肠镜检查，希望一次麻醉之后，同时完成胃肠镜检查。这在部分医院较大的内镜中

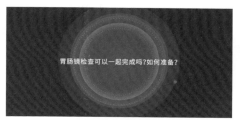

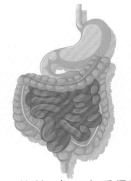

心可以实现，但在大部分医院，由于机器放在不同的房间且由不同的医生操作，在同一天内做胃肠镜往往需要麻醉2次，具体情况可以向预约处的工作人员咨询。

胃镜检查前准备相对简单，对一般人来说仅需要禁食8小时，在检查前半小时左右口服链胃蛋白酶以祛除胃内的黏液，使检查时看得更清楚，另外还会服用一种局部麻醉药，使咽喉部麻木，这样就会减轻检查引起的不适。但是对一部分总是感到饱胀或年纪较大的人来说，食物在胃内停留的时间更长，因此建议行胃镜前禁食的时间相对延长，同时在做胃镜前一天进食一些容易消化的食物，比如粥、馒头、面条，不建议吃过饱或者吃一些不容易消化的食物，比如大鱼大肉或者绿叶蔬菜、水果等。而对于做麻醉胃镜的人来说，胃内留有食物甚至会导致食物倒流至气管，轻者引起肺炎，重者甚至会出现窒息，这是非常危险的。

清空肠道对肠镜检查很关键，如果肠道内有粪便残留，医生在肠镜下是看不清的，常用的泻药主要包括复方聚乙二醇电解质散和硫酸镁。在早上4点左右用2包复方聚乙二醇散或50 g硫酸镁配上2 000 ml以上的清水，2小时内喝完，喝完水后半小时口服西甲硅油乳剂以清除肠道内的气泡，不久后开始腹泻，待大便呈清水且无粪渣后肠道就清好了。对于一些便秘或者消化不良的人来说，医生会在检查前一天晚上8点左右先让患者加喝半份泻药，以促进肠道排空。如果你发现第二天粪水仍然是黄色的或者还有粪渣，可以再加喝半份，并把上午的内镜检查调整到下午或第二天。检查前一天建议吃一些容易消化的食物，医生在检查肠镜时往往会看

到各种食物残渣，这些食物残渣会影响对肠道的观察，可能会造成对肠道病变的漏看漏报。

另外对于使用一些抗凝药物如肠溶阿司匹林的患者来说，需要在胃肠镜检查前 7～10 天停用，因为胃肠镜检查时可能需要活检，抗凝药的使用会增加出血风险，当然停用药物需要具体疾病具体分析，建议行胃肠镜前咨询自己的心脑血管科医生。

胃肠镜检查简单、方便、经济，基本无痛苦。在欧美以及日韩等发达国家，由于胃肠镜的普及，很多胃肠道的早期肿瘤被发现和治愈，人们的平均寿命得以大大提高。我们建议大家把胃肠镜作为常规体检项目，以尽早发现疾病，尽早解决，实现生命的"逆袭"。

（刘　晓）

㉓ 肠镜检查的过程如何？我应该如何配合

随着人们对健康的重视，越来越多的人选择结肠镜作为常规体检项目，以早期发现结直肠癌前病变，把疾病狙击在早期阶段。

结肠镜的检查大体包括 3 个阶段。① 肠镜前准备；② 肠镜检查；③ 肠镜后恢复正常生活。

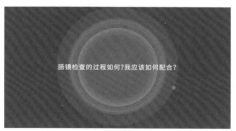

肠镜检查的过程如何?我应该如何配合?

对于肠镜前准备来说，首先需要预约检查日期和取得清肠的泻药，一般医生会同时开具肠镜检查单和泻药，缴费后在药房领取泻药，同时在医院的预约中心预约检查日期，如果想做无痛肠镜，还要做心电图等检查，并由麻醉师进行麻醉风险评估。其次需要清空肠道，因为肠道内的粪便会影响内镜对肠道的观察，一般在检查前一晚按照医生的医嘱口服泻药，待到解出来的大便呈透明清水样就可以了，如果最后仍然呈半透明或有粪渣，那说明肠道清洁的还不是很好，需要增加泻药的量。肠镜检查十分安全，但是对于一些有基础疾病的人来说还是具有一定风险，如果你是心血管病患者，并正在使用一些阿司匹林等抗凝药，那么检查时出血的风险就会比较大，所以检查前需要告知检查医生你的病史和药物使用情况，以保证检查的安全。

对于肠镜检查来说，最重要的就是配合。一般肠镜检查的整个过程大概持续15分钟，检查时患者一般取左侧卧位，背对医生，抱膝90°左右，护士会在你的肛门上抹上润滑剂，同时润滑肠镜后由医生插入肠镜，并控制肠镜的走向，以保证肠镜能够顺利地到达结肠末端。结肠弯弯曲曲，在检查的过程中可能会出现一些折角，这个时候医生可能需要你的配合，比如请你吸气、翻身，或请护士帮助轻压你的肚子以使肠镜能够顺利地通过。你的配合对肠镜检查十分重要。如果肠镜检查时发现病变，医生会对病变部位进行活检，不要害怕，活检可以帮助更进一步明确病变的性质而且一点也不痛，配合医生就可以了。另外在肠镜检查时可能会打一些气体以使肠道扩张以方便观察，一般你不会有感觉，但是如果你感到腹胀的话，请告知医生，他会用肠镜吸掉部分气体改善你的症状。肠镜检查十分安全，但你有任何不适的话一定要及时告知医生，医患的及时沟通是保证检查顺利进行的关键。对于行无痛肠镜的患者来说，只需要你摆好姿势，剩下的就让医生和护士解决吧。

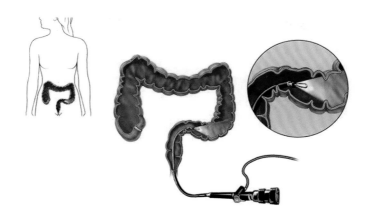

（刘　晓）

㉔ 肠镜检查中何时需要活检？所有的息肉是否都需要取活检

活检是"活组织检查"的简称，是指应诊断治疗的需要，从患者体内钳取部分组织进行病理检查的技术。在肠镜的检查过程中并不是每个人都需要进行活检，一些病人在肠镜的检查中没有发现异常情况，这是不用做活检的，但是如果发现肠内存在某些异常情况，比如糜烂、息肉、肿瘤等，那么就需要对病变部位行活检以进一步明确性质。有些人很害怕活检，一是怕痛，二是觉得自己是不是得了什么大病，其实情况并非如此。首先，在活检的过程中患者是感觉不到疼痛的，其次，活检只是为了帮助医生更好地对病变进行诊断和制定后续的治疗计划，在活检过程中，患者要尽可能地保持放松，不用过于紧张。

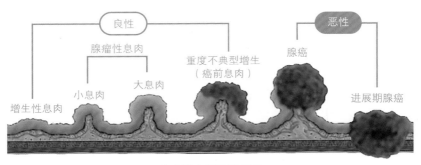

息肉的良恶性示意图

　　近年来随着肠镜的普及，越来越多的人在肠镜检查时发现了肠息肉。而息肉有很多种，性质也各不相同，当然将来的发展演变也不尽相同。一些如增生性息肉或者炎性息肉，这些息肉是良性的，未来也不会变坏，随着肠道环境的改变，有可能自己消失；一些如腺瘤性息肉，这些息肉虽然目前是良性的，但是有恶变倾向，因此是内镜医师高度关注的目标，一旦发现，应积极予以切除治疗；还有一些息肉发现时已经出现恶变，就是我们所说的结肠癌。那么光凭肉眼看这些息肉是否能分辨它们的性质呢？答案是并不完全能分辨，真正诊断的"金标准"还是组织病理活检。在肠镜检查时，发现直径小于 0.5 cm 同时个数小于 3 个的息肉，医生往往会当场夹除，对于直径大于 0.5 cm 或者个数很多的息肉，由于患者没有做手术前准备，当场处理的风险会很大，于是医生往往会取活检以确定息肉的性质，为下一步治疗做准备。理论上所有息肉都应该确定性质，但是有的患者息肉数量十分多，达数十个甚至上百个，每一个都取活检是不现实的，也是不经济的，医生这个时候就会凭经验取一些"看上去不那么舒服的地方"送活检以确定性质，为首先切除这些息肉做准备。取活检的息肉如果证明是良性的非腺瘤性息肉，可以随诊观察，而腺瘤性息肉、癌性息肉则必须进行切除治疗，由于数量太多未活检的息肉可以选择二次活检或直接切除。

（刘　晓）

㉕ 肠镜检查后需要注意什么？多久能喝水、吃饭

做肠镜的过程中，操作医生手中的镜子难免与肠壁有接触，对肠壁会产生刺激，引起检查后腹胀、腹痛。此外，肠镜操作时需要给肠道内注气以方便医生更好地观察，肠镜结束时肠管内残留气体过多，也会引起腹胀、腹痛等不适。一般腹胀、腹痛在做完肠镜后数小时内可自行缓解或消失。

做完肠镜后可以有以下几种方法帮助患者尽快消除腹胀、腹痛症状：① 肠镜检查完可多去蹲蹲厕所，加快肠内气体排出。② 休息时可用半坐卧位，避免腹压增高的活动，如用力咳嗽、排气、排便等。③ 检查后可多走动，促进肠蠕动，加快排气，具体行走的速度和时间可根据自身的耐受性程度调整。可用手掌进行腹部按摩，自右下腹部开始，两手一前一后顺时针方向作单向旋转按摩 10 分钟，促进气体移向肛门，利于气体排出。④ 检查后宜进食少渣食物，避免牛奶、乳制品、豆类等产气食物，以免加重腹胀、腹痛。⑤ 避免精神紧张，保持心情舒畅，调整身心状态，减轻心理压力，可提高自身痛阈。

结肠镜检查的常见并发症为肠穿孔和肠出血，主要表现为腹痛、血便。结肠镜检查后特别是取活检后，可能会有少量大便带血现象，一般无须特殊处理。如果出血较多或持续性腹痛，则需要到

医院就诊。一般情况下，普通肠镜检查（未活检）后如果没有腹痛等不适，检查结束后即可喝温凉水、1小时后可清淡饮食。如果肠镜检查发现病变，取肠黏膜做病理活检，需要6小时以上才能喝水、吃饭；结肠息肉肠镜下切除术后需要卧床休息，根据具体情况，一般禁食1～3天，同时给予静脉输液，3天后少渣饮食1周，然后过渡到正常饮食。当然，肠镜检查后在选择食物方面也有讲究，刚开始的时候可先吃点粥类、小点心和巧克力等容易消化的食物，如果没有什么不舒服，就可以逐渐增加食物种类和数量。肠镜后的饮食应避免生、硬和有刺激性的食物，禁止吸烟、饮酒、喝浓茶和浓咖啡，以免对创面产生刺激引起出血。吃饭后还需留心大便颜色变化，如果发现大便带血，需要及时就医。

（苏晓菊）

㉖ 肠镜检查后大便次数增多或大便习惯改变正常吗

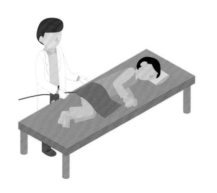

大便次数增多是指24小时内大便次数为3次或3次以上的糊状便或水样便。大便习惯改变表现为腹泻与糊状大便，或腹泻与便秘交替，粪便中无明显粘液脓血。做完肠镜以后出现大便次数增多或大便习惯改变，首先考虑是由于做肠道准备时服用聚乙二醇溶液清洁肠道或者是肠道的清洁灌肠所引起的短暂肠道菌群失调或功能紊乱，这些原因都可以影响到后面几天内的肠道消化和吸收功能，因为肠道的正常吸收功能受到影响，可以有大便次数增多或排便习惯改变。其次，肠镜检查这种方法虽然对身体不会造成太大的刺激和损害，但对于肠黏膜而言，或多或少都会形成一定的刺激性反应，表现为在做完肠镜检查后出现大便次数增多，这种情况持续时间会 2～5 天不等。为了减少大便次数增多的持续时间，必要时应在检查后的短期内对饮食及生活习惯做全面的调整，尽可能选择清淡流质且易消化的食物如粥、汤、面条等，同时需要注意多喝水，避免出现脱水，注意腹部的保暖，避免吃一些生冷辛辣刺激的食物等，这样才能最大程度上避免饮食再次刺激到肠道，并有效促进肠黏膜的自行修复。总之，在做完肠镜检查后会因为肠道菌群失调及肠黏膜受刺激的原因，导致大便次数增多。待肠道功能恢复正常以后症状会消失，必要时可以口服益生菌来治疗。要注意如果排便次数增多持续时间较长或症状严重，则需要到医院做大便常规检查看看原因，好做进一步治疗。

（苏晓菊）

㉗ 下一次肠镜应该什么时候做

　　肠镜检查算不上美好的经历，而且每次检查都要花费差不多一整天的时间，很多人还是想能少做一次就少做一次，那么我们究竟多久做一次肠镜呢？根据不同的人群分类，需要做肠镜的频率也不同。

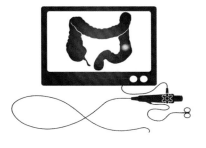

　　首先肠镜检查如果没有发现异常属于无风险人群，肠镜随访的间隔时间可为 10 年，如有心理压力或者属于高风险人群的话，也可以 3～5 年做一次检查。毕竟肠镜是一种有创伤的检查，所以没有问题的话，也没有必要频繁的检查。

如果初次肠镜发现异常如息肉或其他病变，在对息肉或其他病变进行处理后，医生会根据患者肠镜检查的病理结果、息肉切除完整性、肠道准备、健康状况、息肉家族史和既往史等综合考虑后来决定复查时间。

根据术后病理学特点，可以对息肉进行风险分组，低风险组包括 1 ～ 2 个息肉、管状腺瘤 < 1 cm、增生性息肉，中风险组包括 3 ～ 10 个息肉、管状腺瘤 > 1 cm、绒毛腺瘤、管状绒毛腺瘤、重度异型增生、传统锯齿腺瘤、广基锯齿息肉、广基锯齿腺瘤，高风险组包括 10 个以上息肉、侧向生长分片切除息肉。对于低中风险组息肉切除术后复查时间，建议在 1 ～ 3 年内进行；而对有下列情况时建议在 3 ～ 6 个月内复查一次肠镜：① 肠道准备欠佳，未能达到高质量肠道准备；② 肠镜检查未能到达回盲部，未能完成检查；③ 结肠癌术前因肠管狭窄未能全结肠检查；④ 一次切除息肉总数超过 10 个时；⑤ > 1 cm 广基息肉采用分片切除；⑥ > 1 cm 绒毛息肉伴重度异型增生；⑦ 息肉已局部癌变未达黏膜下层或超过黏膜下层不愿追加手术切除时。此外，随着年龄增大息肉生长减慢，专家认为超过 80 岁可不再复查肠镜。

初次检查后，如出现大便长期带血、大便突然变得不规律且不能回复超过 2 周、腹泻腹痛等临床难以解释的症状，应及时就医，尽早做肠镜复查。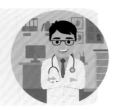

（苏晓菊）

28 有胶囊肠镜吗？是否准确

在结肠检查中，还有一类检查方式就是胶囊结肠镜。胶囊结肠镜是胶囊内镜检查的一种，检查者通过吞服一颗小拇指节大小、具备拍摄功能的小型设备来观察结直肠。

顾名思义，胶囊结肠镜外观酷似胶囊，通体由无毒材料制作，两端分别装备摄像头。借助消化道的蠕动，胶囊可以拍摄结肠内壁的情况，通过将数据无线传输到体外的记录仪，医生就可以对结肠内部情况进行诊断。

相比传统结肠镜检查，胶囊结肠镜检查的优势在于操作简便、无痛无创。而对于麻醉下结肠镜，胶囊结肠镜也规避了潜在的麻醉风险。所以针对一些不能忍耐传统插管结肠镜痛苦或者具有较高麻醉风险的老年人、消瘦女性或者既往结肠镜操作失败的人群，可以尝试进行胶囊结肠镜的检查，在无痛无创检查的同时，胶囊结肠镜也具有较高的检查性能，其检查完成率可高达 99%，普通人群息肉检出率可高达 39%，是一项较好的人群筛查工具。

而胶囊结肠镜依旧存在一些缺点，虽然能够清晰记录肠道内壁的图像，但是没有很好的办法对病灶进行定位，同时也无法像传统结肠镜那样当场进行病变活检。胶囊结肠镜对肠道准备要求较高，这意味着检查前需要进行更彻底的导泻，服用更多的液体，可能导致潜在的电解质失衡风险，在检查中也无法对结肠中的黏液与粪便碎屑进行冲洗。此外，胶囊结肠镜的价格也是传统插管结肠镜的数倍。

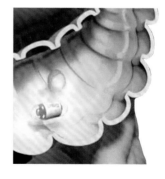

在进行该检查前，还需要排除检查者可能存在的禁忌证，包括胃肠道的狭窄，憩室等，否则容易发生胶囊结肠镜在消化道中的嵌顿，进而产生不必要的手术取出的风险。有胃肠道急性出血、对高分子材料过敏、未成年人、年龄大于 70 岁的老人、体内有起搏器等其他电子仪器的病人也不宜使用。

总之，胶囊结肠镜作为一项准确率较高的结肠检查方法，因其无痛无创的优势，可以应用在许多场景中。

（夏　季）

㉙ 我还是不想或害怕做肠镜，还有什么其他可替代的方法吗

　　虽然结肠镜是目前最为直观、最能准确反映肠道情况的检查手段，但是因检查过程中的痛苦，检查者不可避免地会对结肠镜检查产生恐惧而拒绝进行结肠镜检查。对于这种情况，可以选择行肛门指检、大便隐血检查、肿瘤标志物检查、消化系统 X 线造影、CT 仿真结肠镜等辅助检查手段来进行结直肠肿瘤的筛查。

　　肛门指检是指检查者直接将手指伸入直肠，通过手指对直肠内壁及深层组织的触摸发现潜在病灶的检查。通过触摸包块与是否有出血，配合体格检查能够早期发现直肠肛管的病灶，是一种简便有效的检查方式，检查过程中不适感较小，易被大多数人接受。值得注意的是，直肠指检只能检出靠近肛门的病变，上端的结肠还需要配合其他检查进行筛查。

　　大便隐血检查也是一种重要的早期筛查手段，无痛无创，只要对粪便进行化验就可以。肿瘤标志物作为一项重要的血检验指标，其指标的升高能够提示肿瘤的发生与发展，结肠癌相关的主要肿瘤标志物包括 CEA 和 CA19-9。一旦发现相关指标升高，应及时进行肠镜及其他必要的检查手段进行进一步确诊。

　　消化道 X 线造影一般使用钡剂进行灌肠，使其均匀覆盖结肠黏膜，使结肠轮廓能够在 X 射线下更容易被观察，但 1 cm 以下的小病变就难以被直接观察到。CT 仿真结肠镜能将结肠 CT 图像进行三维重建，同样可进行小肠病变的检出。但上述方法在检查过程中需要进行

灌肠或者注气，同样会产生腹胀等不适感，且无法进行病灶的活检。

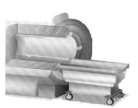

此外，CT、MRI 和超声检查等可视化检查对结肠乃至于全身的占位及异常均有一定的提示作用。配合血常规、粪常规、肝肾功能等常规检查能够对结直肠癌的筛查起到一定的帮助。

结肠癌的早期筛查手段十分有限，以上替代方法都无法对结肠癌进行全面而精准的诊断。在结肠癌的发生发展过程中，一旦通过上述方法发现异常，请务必进行结肠镜检查以进一步明确异常病变的性质。早发现、早治疗对结直肠癌的预后具有积极作用。建议高危人群与中老年人定期进行结肠镜、大便隐血与肿瘤标志物检查，早期扼杀结肠癌发生可能。

（夏　季）